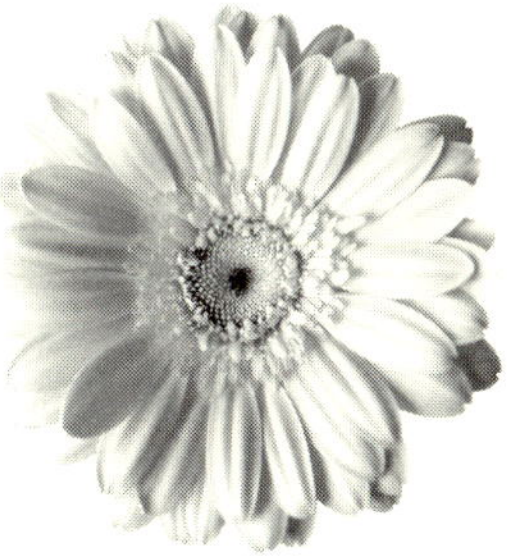

終末期医療の緩和ケア

全医療人必読 英国「幻のホスピスバイブル」完全復刻版

Palliative Care in Terminal Illness

SECOND EDITION

James F. Hanratty and Irene Higginson

著者　ジェイムス・F・ハンラティ＆アイリーン・ヒギンソン
訳者　市丸みどり
監修　向山雄人

朝日出版社

序　文

James Hanratty 博士が St. Joseph's ホスピスでの経験に基づいて書かれ、絶賛された『終末期医療の緩和ケア』の出版から5年が経ち、その間に多くのことが起こった。この新しい版は、St. Joseph's のチームと同様に偉大で経験豊富な医療と看護の現場での経験に基づいている。ホスピス運動の創生に貢献した Dame Cicely と St. Christopher's ホスピスだが、実は彼女はそれ以前に St. Joseph's ホスピスで7年間働き、症状コントロール、疼痛管理、傾聴などの多くを学んだことを忘れてはならない。この本は、St. Joseph's ホスピスと Mildmay 病院が終末期医療における緩和ケアに関してさらなる前進を遂げている証左である。

英国では専門的緩和ケアにおけるサイエンスとアートがとても尊敬されており、その発展に関して海外でも注目が高まっていることを反映して本書が出版された。この本は、すでに緩和ケアに従事している人はもちろん、これから緩和ケアの世界に飛び込もうとしている人の助けとなるだろう。医師や看護師だけでなく、カウンセラーや聖職者など、緩和ケアに関わる仕事について学び始めたばかりの人にとって、それぞれに有益な指針となるはずだ。

当然のことながら、緩和ケアは研究と実践の両輪によって変化すると同時に、新たな問題に直面することでも変化してゆくものである。この第2版では、緩和ケアにおける変化のプロセスについて、Irene Higginson が症状コントロールについてよくまとめ、Veronica Moss が AIDS について述べている。緩和ケアの分野において AIDS はまだ新しい症状であるにも関わらず、がんの患者数と比較すると多くの研究文献があり、着実に症状コントロールのノウハウが確立されつつある。

この本はポケットに軽く、入門書としても、便利な友としても、おおいに推薦されるものである。

Gill Ford 博士、CB、FRCP
Medical Director
マリーキュリーがんセンター医療部長
1994年 2 月

はしがき

ホスピスにおけるケアは、その多くががん患者に向けられているが、この本は死に至る全ての患者のケアにあてはまる。

ホスピスケアという言葉は、最高品質の緩和ケアとほとんど同義だが、ホスピスにおけるケアだけを指すものではない。病院や自宅でも同じように質の高いケアを行うことができる。わたしはこの本を、ホスピスや病院など緩和ケアに関わるあらゆるコミュニティの医師、看護師、その他専門の介護職へのガイドとして著した。

この本のテーマは、「共感（Compassion）と資質（Competence）」である。わたしたちは患者に対して大きな共感を抱いているが、ただ共感するだけでなく患者の苦しみを和らげなければならない。そのためには資質が必要であり、知識と熟練が要求される。

本書は、最初に終末期医療の哲学と、緩和ケアの共感的アプローチのすすめ方を述べ、次に臨床上のケアの方向と悲惨な症状をコントロールする方法について著している。患者と家族の救い（Comfort）と慰め（Relief）に力を尽くすなかで、この組み合わせで学び、身に付けることこそが、介助者たちの助けとなるはずだ。

初版はSt. Josephホスピスを訪れた医師、看護師、学生、他の専門職を教育するための小冊子をまとめたものだった。第2版にはMildmay病院の医療部長を務めるVeronica MossによるAIDSケアの章を加えた。

さらに、共著者であり、わたしとともにSt. Josephで働いた後、幅広く活躍しているIrene Higginsonにより、症状コントロールの章を書き加えた。

看護についての私の知識をこれ以上ないくらい向上させてくれる、10年来の友であり仲間であるSt. Josephホスピスの看護師たちを称えたい。

そして、ラドクリフ医学出版の編集長Gillian Nineham氏の協力に感謝する。最後に、尽きない支えと助言をくれた妻の Irene に心を込めて。

James F. Hanratty
ロンドンにて 1994年 1 月

James Hanratty から第 2 版の協力を依頼されたことを誇りに思う。わたしたちはがんと AIDS、そしてそれ以外の患者に関するできる限りの情報をもって、終末期医療の症状コントロールと社会心理的ケアの進展のために力を尽くしたいと努力している。

症状コントロールの章を読み、コメントしてくれた William O'Neill 博士と Beryl McGrath 博士に厚くお礼を言う。非常に価値ある教育的示唆をいただいた。またラドクリフ医学出版の編集課長 Kate Martin と校正を助けてくれた Franky Eynon、Alex Sexton にも感謝する。

Irene Higginson

著者紹介

James F. Hanratty OBE, KSG, MB, ChB, MRCGP
ホスピスヘルプ（国立支援機関）副理事長
St. Joseph's ホスピス初代医療部長ロンドン
「第 1 章　終末期医療の哲学」
「第 4 章　死の生理学」

Irene Higginson, B Med Sci, BM, BS, MFPHM, PhD
Senior Lecturer and Consultant, Palliative Care Research Group London School of Hygiene and Tropical Medicine and Kensington, Chelsea and Westminster Commissioning Agency
ロンドン大学キングスカレッジシシリーソンダース研究所
緩和ケア・リハビリ政策部教授（2017年現在）
「第 2 章　症状コントロール」

Sister Helena McGilly, RSC, RGN, RM
Karen Slatcher, RGN
St. Joseph's ホスピスロンドン
「第 1 章のうち」死にゆく患者と看護師
「第 2 章のうち」症状コントロールに含まれる看護ケア

Veronica Moss, MBBS DTM&H, DCH, D Obst RCOG
Mildmay 病院医療部長
「第 3 章　HIV と AIDS 患者のケア」

目 次

序　文　3
はしがき　5
著者紹介　7

第１章　終末期医療の哲学

死の受容　11
死にゆく患者と医師　12
死にゆく患者と看護師　14
死にゆく患者のケア　20
終末期のコミュニケーション　23
患者とのコミュニケーション　24
死に至る患者の反応と恐怖　30
家族とのコミュニケーション　35
悲　嘆　38
悲嘆のケア　39
在宅ケア　42
ケアする人のケア　45
終末期医療の倫理　47
異種間の倫理的問題　51
安楽死　52
先の方針　56

第２章　症状コントロール

概　要　61
痛　み　63
呼吸器症状　79
消化器症状　84
皮膚・口腔症状　93
他の一般的症状　98

感情的な問題と精神医学的な問題　110

第３章　進行 AIDS と HIV 患者のケア
概　要　121
一般的な日和見感染　122
HIV 関連のがん　130
AIDS の痛み　131
死亡診断書と遺体バッグ　131

第４章　死の生理学
死の原因　133
心血管系　134
呼吸器系　134
消化管系と腎臓系　134
中枢神経系　134
死への近づき　135
死の徴候　136
脳幹死の診断と診断基準　137
移　植　137

患者さんとの思い出—10人の看取り　139
あとがき　184
引用文献　188
参考文献　193

付　録　194
付録 1：終末期のコルチステロイドの適応
付録 2：経口オピオイドの効力対比（24時間分量）
付録 3：身体所見、疼痛チャート

本書は1994年に発行されたものを、原著の表記のまま訳しています。
薬の使用などに際しましては、医師の指示、添付書類（使用上の注意）
などを参考にされたうえで、十分にご注意ください。

第1章　終末期医療の哲学

'Pray for me, 0 my friends; a visitant
Is knocking his dire summons at my door,
The like of whom, to scare me and to daunt,
Has never, never come to me before ...'
CARDINAL NEWMAN　The Dream of Gerontius

わたしのために祈って、友よ
訪問者が、悲しい迎えが、ドアをノックしている。
わたしを驚かせ、ひるませる者
今までわたしのもとには来なかった者が……
ジョン・ヘンリー・ニューマン「ゲロンティアスの夢」

◈ 死の受容

死に直面した患者は、不安や恐怖でいっぱいになる。50年間にわたる医学の目覚ましい進歩にともなって、死は若者や働き盛りの人々から遠のき、老人たちのものになっていった。特に西欧社会においては、死を否定的なものと捉えるようになっている。さらに、物質主義の広がりにともなって宗教的興味が減少し、運命について深く考えることもなくなった。今この瞬間を楽しむことが人生であり、未来についての哲学的考察などに意味がないと思っているのだ。

多くの患者は、病気についてはよく理解しているが、死については語れない。患者にとって死は受け入れ難く、嫌悪感を抱くものであり、看護する人はそんな患者の気持ちを尊重しなければならない。自ら穏やかに死という現実を口にして恐怖を表現できるようになれば、患者の緊張や不安は軽減されていくだろう。

◈ 死にゆく患者と医師

To cure sometimes, to relieve often, to comfort always
時に治し、しばしば和らげ、常に慰める
Ambroise Pare（1510-1590）

近代医学の発達にもかかわらず、一部の患者は死に際しても不適切な症状コントロールによって信じがたいほどの痛みと苦しみにさらされている。緩和ケアによって、苦しみから解放するための適切な治療と処方薬（容易に入手できる）が与えられることなく、患者が苦痛にさらされているのは悲しいことである。

終末期医療における患者の管理は一向に進化せず、医師や看護師の態度に依存している。極端な例だが「残念だが、もうどうすることもできない」と言って何もしない医師がいるが、これは患者を苦痛から解放するためにできることについての知識がないだけのことである。このように言われてしまうと、家族はやがて訪れる別れの時まで、医師のこの冷たい言葉を思い出しながら痛みに苦しむ患者を見守ることしかできない。

45年前なら、終末期の患者に対しては何もしないことが普通だった。医学教育において、終末期医療について言及されることはほとんどないばかりか、医療上の失敗と見なされることも少なくなかった。医師というものは、伝統的に患者を治癒する際に最大限の力を発揮するための技術を磨くものだとされてきたのである。その結果、医師と患者の距離は遠く離れてしまい、信頼関係は失われてしまった。患者と家族は孤独感のなかで恐怖を感じ、病気が進行して症状が変化し続けているにも関わらず、不適切な症状コントロールによって苦しみ続けなければならないのである。

もうひとつの極端な例としては、患者が間もなく死ぬことがはっきりした後も、生き続けさせる事にばかりムダな労力を費やし、最新の積極的治療を続けようとする医師の存在である。この場合、患者と家族は、治療によって患者の尊厳が蔑ろにされることに恐怖を抱いていく。患者にはそれぞれ事情があり、治癒をいつ止めるかという決断は決して簡単ではない。最終決定は家族、医師、看護師、可能なら患者本人（実際に、患者自身が決めることはまれではない）と相談しなければならない。

ホスピスで生まれ、広められた終末期ケアの哲学を定義すると次のように言えるだろう。それは「がんやAIDSのような治らない病気と診断され、進行段階に入って確実に死が近づいている患者に対してさらなる治療を行おうとするのは、優しさも意味もない、良くない医療である。患者に対して継続的なケアを行う人は全員、役割と態度を患者視点に変えなければならない」ということである。治癒するためにできることはそれほど多くないが、あと数週か数ヶ月しか残されていない患者が精神的・肉体的苦痛から解放され、快適に過ごすためにできることは膨大にある。患者をひとりの人間と見なし、さまざまな側面を知るうえでの指針となるものとして、次のようなことに注目すべきである。

- **身体**：その機能と感情、生理学、特に終末期の詳細な病理学的過程。
- **性格と個性**：生涯を通して明らかに一貫している。しかし、根底にある感情や恐怖を隠したり歪めたりして、外面を装ったり演じたりすることができる。
- **過去**：記憶、家族、教育、文化、宗教。
- **現在**：わたしと家族に何が起こっている？　自分の役割を整えるために何をすればいい？
- **未来**：わたしと家族はどうなる？　私は依存することになる？　それとも醜くなる？　あるいは厄介者になる？　対処できるか？　気力は

続くのか？

- **人生の秘密**：わたしたちは皆、心の奥底に表現できない怖れ、願望、希望、幻想をもっている。精神科医やカウンセラーは治療の目的のために聴きだすことはできるが、終末期の傷つきやすい状態の患者に対して、無理に侵入するのは適当ではない。
- **生命の超越**：確かな信仰がなくても、多くの人は一過性で世俗的な生活よりも、永く大きな生命の一部になることを望んでいる。

患者が感じる苦痛は、これらのことと切り離して考えることはできない。医師と看護スタッフは、患者を人間としてとらえ、親切と優しさとあらゆる医療技術で慰めと救いを提供するべきである。患者が快適であれば、家族も楽になるのである。

◈ 死にゆく患者と看護師

緩和ケアの哲学は、患者が死に至る瞬間まで最良の生活の質を維持することである。看護師は常に、亡くなるまでは患者が生きていて、大切な人間であることを意識しなければならない。患者は一人ひとり異なり、それぞれに合ったケアを受ける権利があり、特に宗教や文化において常に礼儀をもって尊重されるべきである。わたしたちの目的は、患者を身体的、感情的、精神的、宗教的あるいは社会的な苦痛から解放し、人生を最大限に保つこと。わたしたちが心がけるべきは、患者の限りある日々を支えることなのである。

"Rituals express the collective unconscious of the culture, for which they perform a religious, social or therapeutic function."
「儀式は宗教的、社会的、または治療的機能を果たす文化の無意識を表現する」
Lily Pincus（*1974*）

患者は独りではなく、家族や友人たちの輪の中にいる。そのため、看護師は患者が生きている間はもちろん、死後も家族や友人たちに対するケアを行わなければならない。

最初の印象

患者を最初に迎えるのは看護師である。このときの患者は、おそらく初めて自分の生命の終わりを実感して恐怖と不安を抱いていることだろう。従って、第一印象が最も重要である。看護師は患者の氏名を呼びかけて暖かく迎え入れる。言葉だけでなく、視線や触れ合いなどのコミュニケーションも患者を安心させる。

ケアの初期評価と計画

患者との最初の話のときに、看護師は患者に対する初期評価を行う。患者は弱っているうえに旅に疲れていて、質問しても混乱することがあるため、改めて患者か介護者から情報を聞き出す必要がある。しかし、たとえ情報はなくても、注意深く観察すればある程度は評価することができる。例えば、痛みがあれば言葉で伝えられなくてもそれが表情に表れるだろう。それ以外にも、身体的、情緒的、信仰的な苦痛を伴う症状をよく観察して、冷静かつ礼儀正しく、直ちに処置することが大切だ。

患者の問題を確認したら、看護師はいったんケアの計画に組み込む。もし通常の治療への変更が望まれると考えられる場合には、ケアの計画を実施する前に十分に話し合わなければならない。

最初の話のときには、患者の内面についても評価することができる。このときに大切なことは、患者に十分な質問の時間を与えることと、どのような質問に対しても正直かつ簡潔に答えられるように準備しておくことである。

ケアの実施と評価

看護チームは、患者を24時間ケアする特別な立場である。症状コントロールを行うのはもちろんだが、患者に食物や水分をどのくらい摂取したか訊ね、意識状態などについても聴取する必要がある。そして、何か変化があれば看護チームの他のメンバーに報告して症状がうまくコントロールされるようにする。また、ケアの効果についても評価を行い、必要に応じて調節しなければならない。

終末期医療の緩和ケアにおいて孤独や寂しさを感じない患者はいない。看護師は、患者のベッドの側に居ることによって、その苦しみを軽くすることができる。時間とともに患者は弱っていき、コミュニケーションがとれなくなる。たとえ患者が反応できなくなったとしても、感覚や聴覚は損なわれていない可能性があることを忘れず、看護師はそれをベッドの側にいる家族に知らせるべきである。

家族の看護ケア

最近は核家族となって家族が互いに遠く離れて住んでいる場合も少なくない。そのため、ここでいう「家族」という言葉には、近親者だけでなく友人、パートナー、近所の人なども含まれる。

家族が入院することに慣れている人はいない。彼らは病気で苦しんでいる人を24時間見守り、看護しようとして身体的にも感情的にも疲れ果てている可能性がある。

そんな家族との最初の会話はとても重要である。歓迎して迎え、困らせることのないように接しなければならない。そして、じっくりと時間をかけて看護師に不安や恐怖を表現できるような時間を与える。家族の中には、患者を家で看護し続けられなかったことに対して罪の意識を感じている人も少なくない。そんな人には、できる限りのことをしてきたのだと再確認できるようにするべきである。家族の歴史を踏まえ、ケアの計画に家族の役割を組み込むことで、自分がまだ患者にとって重要な存在であると感じられる。

家族が滞在している間は、患者の症状や状態について、家族はいつでも最新情報を受け取れるようにしておく。家族にとっての看護師たちの存在とは、いつでも何でも話をすることができる相手であるべきである。これらのことは、家族がホスピスに到着して挨拶したときやベッドの側で顔を合わせたときなどにいつでも簡単に伝えられる。

終末期の患者を見舞うことは、患者と親しい誰にとっても大きなストレスとなる。家族は、無感覚または不信感といった感情から極度の苦しみや怒りまで、様々な反応でストレスを表現する。自分個人に対する怒りではないと理解している看護師を含む何人かに怒りを向けてもらってもよいのだが、もしかするとそれは看護師とは別の支えを必要としている兆候かもしれない。

患者が亡くなったら、家族と顔見知りの看護師は仕事を離れ、家族とともに静かな時間を過ごす。患者へのケアを通して患者や家族と良い関係を築けていた看護師なら、家族の感情表現もそれぞれ違うことを理解しており、一人ひとりの思いに寄り添うことができるだろう。亡くなった人について話したがる人もいるが、必ずしも全員が話をしたがるわけではない。静かに座って寄り添ったり、身体に触れたりといった言葉ではないコミュニケーションも十分に役に立つ。患者が亡くなった直後の家族にとって、何か新たなことを考えたり、覚えたりするのは難しい。何か必要があれば書き残すか、持ち帰ってもらうための紙を用意することも大切だ。

他専門職チームのなかの看護師の役割

さまざまな専門職からなる緩和ケアチームのメンバーは、患者と家族に助言をしながら最良のケアを行う。その中で看護師の役割は、ケアを調節することである。看護チームは24時間体制で患者をケアしているため、患者や家族がまず声をかけるのは看護チームである。例えば、夕方にしか患者を見舞うことができない家族や夜になると不安と恐怖に襲われる患者にとって、看護師はおそらくチームの中で最も身近な存在である。従って、介護施設内および外部で患者が利用できる施設などについても理解を深めておくべきである。

緩和ケアでは、看護チームと他職種チームの間で綿密なコミュニケーションがとれていることが重要だ。看護チームのなかで申し送りをするときに、患者や家族に関する詳細な報告を行い、何か新たな変化があればできるだけ早く変更点を知らせなければならない。ミーティングを重ねながら、チームのコミュニケーションは強化されていくものである。

看護師にとって患者や家族にカウンセリングを提供することも重要で、そのスキルは緩和チームのソーシャルワーカーや臨床心理学士から学べる。また、ソーシャルワーカーや社会福祉士に相談すれば、社会保障給付などに関する実践的なアドバイスも受けられる。

理学療法士は、病気という限界があるなかで患者の能力を最大限に発揮させるスキルを備えたチームである。患者にとって、自分で動けることは精神的に大きな喜びとなる。また、患者が宗教的な救済を求めている時には、病院の牧師や彼らの宗教における牧師に連絡し、訪問してもらうようにする。

チームの一員としてのボランティアヘルパーは、患者と一緒に外へ出かけたり、逆に静かに座ったり話をしたりして社会とのつながりや気晴らしを与えてくれる。彼らが患者と一緒にいる時間が週にたった数時間でも、彼らの多くは患者の変化に気付くことができる。看護師はできるだけそれらの情報を集め、適切な支援が与えられていることを確認しなければならない。

看護師の個性

What sort of people find themselves called to accompany the dying?

At the psychological level one needs three basic attributes: the first is an intensely down to earth practicality ... the second, an over-sized sense of humour ... the third quality is a very special sort of sensitivity: a vulnerability to the pain of others that is often, but not always, the result of personal experience of suffering.
Sheila Cassidy (1988)

死が近いとき側に寄り添っていて欲しいのはどんな人か?

心理学的には、3つの基本的な性質が必要である。まずひとつは非常に実際的であること。次に非常にユーモアがあること。そして3つめは非常に特別な感受性があること。他の人の痛みをわかってあげられる人は、その多くが個人的に苦しんだ経験を持っている。
Sheila Cassidy (1988)

緩和ケアに携わる看護師にとって、患者や家族を支えるだけでなく、チームの仲間たちと支え合うことはとても重要である。緩和ケアが初めての看護師や若い看護師は、患者の死や死にゆく患者に直接関わらない方がよい。まずは経験を積んだ看護師が看護する様子を見せて、新しい看護師にも安全だと感じてもらう。なぜなら、あまり経験のない看護師は死に直面して感情的に参ったり、感情を貯め込んだりする事が少なくないからである。なるべく看護師同士で困難な思いや不快な体験について話す機会を設けるべきであり、スタッフカウンセラーはさらなるサポートが必要なスタッフ全員と個別に話をするべきである。

Maguire と Faulkner（文献1）が死にゆく患者を世話する困難さについて次のように示唆している。スタッフそれぞれの感情はとても価値の高いものであり、もっとオープンに取り扱われ、感謝されるべきである、と。

看護師は、仕事を離れたらリラックスすることと、仕事以外の興味や関心を持つことが大切である。ベテランの看護師は、若い看護師たちに妥当な勤務時間を与えつつ、できるだけ特定の祝日や休日の要求に応えるといったことに敏感でなければならない。緩和ケアに関する良い教育プログラムやコースは看護師の知識と自信を深める。イギリスの国立教育プログラム（ENB[註1]）の988コース「死にゆく患者のケアとその家族」は、通常緩和ケアに携わる看護師によって行われる。

緩和ケアにおいては、あらゆる面で良いコミュニケーションが不可欠である。患者と会話をしたり、家族と静かに座ったりしているだけでは十分ではないと感じてしまう。

緩和ケアの看護師は症状コントロールの知識と同じように、会話の仕方や話を聴く技術を学ぶ必要がある。Stedeford（文献２）には、取れない痛み以外で最も苦痛なのがコミュニケーションの問題であると示されている。

経験を積んだ看護師は、患者、家族や仲間を教育する技術をもち、現在の問題を最新の状態にアップデートし、症状コントロールの新しい方法の情報を知るためにできるだけ関連する勉強会やセミナーに出席しなければならない。このレベルの看護師には、ENB の998コース「教育と評価」が非常に役に立つだろう。

管理職の人々は、臨床ケアを提供する全ての看護師をサポートする必要がある。管理職が十分な人員レベルを維持することで、一人ひとりの看護師が良好な緩和ケアを提供するのを助けることができる。上手くできた仕事を見逃さずに誉めれば士気も高揚するだろう。報酬はあるものの、緩和ケアの看護は身体的および感情的にとてもキツい。信仰や人生哲学が緩和ケアの看護師の大きな支えとなり、助けてくれることだろう。

◈ 死にゆく患者のケア

I went to sleep; and now I am refreshed
A strange refreshment; for I feel in me
An inexpressive lightness, and a sense
Of freedom, as I were at length myself…
CARDINANL NEWMAN Dream of Gerontius

わたしは眠りについた
そして今、わたしはさわやかで不思議な清々しさだ
そして自由な感覚、

ようやくわたし自身になったような…
ジョン・ヘンリー・ニューマン「ゲロンティアスの夢」

患者に残された最後の数週や数ヶ月を快適にする緩和ケアは、患者の状態をあらゆる側面から学びながら、共感と資質、そして細部に対する注意深さが求められる。死にゆく患者は生きており、人間として扱われなければならないのだ。

苦痛をともなう症状を見つけ、予想し、効果的な治療で軽減しなければならない。患者の症状は常に一定ではなく、特に痛みは変わりやすい。痛みは個人差があるだけでなく、社会的、文化的、宗教的、民族的背景なども関わっている。毎日、時々刻々と変化する可能性もある。例えば、患者が不快、疲れ、心配、怖れ、怒り、孤独などの感情を抱いているときには痛みを感じやすいし、逆に同情、休息、理解、楽しさなどを感じていれば痛みを感じにくい。

このことから、患者には状態と興味に合った楽しみを与えるべきである。ベッドや椅子だけで生活している患者が孤独を感じているなら、家族やゆったりと構えて急かしたりしないタイプのスタッフの助けを借りて状況を変える。周りの人がいつも忙しく急いでいたら、患者は不快を訴えるのを控え、不安や怖れを伝えられなくなる。明るくカラフルな環境で献身的な看護を行うことが不可欠なのは、傷つきやすい患者を愛と親切で包み、安心感を与え、頼ってもらうためである。

患者はひとりとして同じではないのだから、それぞれについて知る必要がある。治療の目的をあらかじめ説明し、常に患者の意志を尊重しながら治療を行う。患者を最初に診察するときには、十分な医学的、社会的病歴がとられ、全ての症状について慎重に調べなければならない（付録3「身体所見、疼痛チャート」参照)。患者が言わない特殊な問題を見つけ、個人的、内的背景を十分に理解するためには、親しい家族にインタビューするのがよい。

最初のインタビューでは、患者の内面（診断と予後に関する知識）や感情的状態の評価も行わなければならない。

終末期に注意すべきは次のような症状である。

痛み	筋力低下、だるさ
呼吸困難	動きの低下
咳	リンパ浮腫
悪心と嘔吐	腹水
腸閉塞	高カルシウム血症
便秘	脱水
下痢	出血
嚥下障害	多汗
しゃっくり	吃逆
食欲不振	外見の変化
悪液質	臭気
褥そう	不眠
真菌感染	恐怖と不安
口腔乾燥	うつ
尿路障害	混迷

これらの症状をコントロールするには、医師は臨床内科学と臨床薬理学に関する包括的な知識をもって、進行に伴って絶え間なく変化する症状を注意深く見る必要がある。症状コントロールについては第2章でのべる。

患者の生体機能が崩壊し始めるにつれて症状は絶え間なく変化するが、その多くは患者の病態生理学的な知識で予測できる。全てにおいて、定常の診察と適切な処置、慰めを与える看護、患者の尊厳の維持が求められる。苦痛を起こすほとんどの症状はがんによるものだが、消化不良、痔、関節炎、歯痛などがん以外からくる不快な症状もあり、適切な治療で緩和されるべきである。

患者の多くは、鎮静剤や抗うつ薬を大量に投与され、感覚や感情が鈍く眠りがちになっている。しかし、患者をできるだけ長く、活発で積極的なままの状態で生活させるためには、これらの薬の使用はなるべく避けるのが賢明といえるだろう。

終末期におけるうつは、精神科的既往がある患者に起こりやすい。また、終末期が数ヶ月続く患者にも起こりうる。これらの患者には抗うつ薬が必要だが、終末期におけるうつは約10〜15%と頻繁に見られるものではなく、うつと混同しやすい悲しみに薬は全く必要ない。悲しみに暮れる患者は孤独を避け、興味ある気晴らしをしたり、スタッフや看護してくれる家族と話をしたり、必要なら牧師と十分に話をして治療するのがよい。

終末期の患者に対して治療を行うとき、医師は常に自分自身に次のことを問いかけるべきである。

- 今この治療が本当に患者にとって必要か？　症状をコントロールし、慰めが与えられるか？
- 治療の不快な副作用や合併症はあるか？　あれば予測したうえで最少限にできるか？
- 関係ある患者と家族にその十分な説明を行い、彼らが拒否や受容の意志を表せる機会をつくったか？

◈ 終末期のコミュニケーション

患者、医師、スタッフ、家族の間では、オープンなコミュニケーションが基本である。問題のありそうな患者や家族については、ソーシャルワーカーや牧師も含めたスタッフ全員を集めて定期的なミーティングを行い、オープンな意見交換を行う。特別な支えを必要とする患者や、緊張している兆候を見せる家族などについても情報を共有する。治療における処置が適切かどうかについても議論が必要になるだろう。

患者は時間帯やケアする人によって異なる顔をみせる。例えば、彼らは医師には「良い」患者の顔を見せて、医師の質問には苦情を訴えない。しかし医師が去った後で看護師に苦情を訴えるかもしれないし、気持ちが通じる家族や友人を呼ぶかもしれない。ケアする全ての人の印象を合成することで、一人ひとりの患者の真の姿が見えてくるのだ。

ミーティングはお互いを認め合って支え合う場であると同時に、患者と家族を尊重したケアを行う気持ちを共有する機会でもある。良いチームは患者と家族の恐怖や誤解、緊張を取り除く良いコミュニケーションができており、調和のとれたケアが提供されている。

患者や家族が話をしたいという場合は、医師と看護師は、他の用事があることをほのめかしたり、話を急がせたりすることなく、惜しみなく時間をとるべきである。時間はわたしたちが患者に提供できる最も価値あるもののひとつである。彼らの時間はもうほとんど使い果たされているのだから、残された時間を最も有効に使うことが何よりも大切である。

◈ 患者とのコミュニケーション

I would have nothing but to speak with thee
for speaking's sake. I wish to hold with thee
Conscious communion; though I fain would know
A maze of things, were it but meet to ask ...
CARDINALE NEWMAN The Dream of Gerontius

あなたと話したいという以外に何もない。
あなたと心からのコミュニケーションをしたい。
迷っている事を、知りたいけれど
会って尋ねられたなら…
ジョン・ヘンリー・ニューマン「ゲロンティアスの夢」

死にゆく患者とのコミュニケーションは簡単ではなく、感情の嵐であり、消耗である。避けるのも無理はない。実際に、それ程遠くない昔でも、患者に対して病気が終末期であると話すことは、医療過誤に等しいとみなされていた。そのような過酷な知らせを患者は受け入れられないと考えられていたので、その種の話題を避けるための様々な言い訳がされた。真実を話すのを避け、遠回しな間違ったやり方が倫理的で親切だとみなされていたのだ。結果的に、患者は嘘の安心感を与えられていたのである。

時代が変わって、近代社会ではより多くの疑問があり、より信頼を得るのが難しくなっている。しかし、医師たちは未だに、患者と死について議論する時間を持つことを躊躇し続ける。医師、看護師、家族、友人たちはそれぞれ患者を守らなければならないと感じており、コミュニケーションの壁を作ってしまっている。しかし、周囲の人々は患者自身も自分が終末期であることに気づいていると感じていて、患者のほうも自分がすでに病状に気づいていることを周囲の人も知っていると思っているなど、障害となっている壁は薄くて脆い。この状況は、患者の予後について真実を話すことを避ける限りずっと続いてしまう。患者との会話は、平凡で表面的で薄っぺらく、空虚な明るさだけになってしまうのだ。

人々は何を言っていいかわからず、変なことを言うのを心配して、優しさゆえに無口になってしまう。彼らは、患者の多くが実は今何が起こっていて今後どうなるのか、全てを話し合う機会を待ち望んでいることを知らない。この患者の望みが叶えられないとき、患者は孤独と不安に加えて、最終的に淋しさが押し寄せることになる。

気安く腹を割ってコミュニケーションできる場が与えられると、深刻な症状でも訴えが少なくなる。機会さえ与えられれば、覚悟ができている患者に対して話すだけのことである。不安が取り除かれた患者は痛みが弱く感じられ、痛み止めの薬の量も減らすことができるだろう。さらに、お互いが正直になれば、もっとくつろいだ関係になれるはずだ。

しかしなかには、余命がたとえわずかでもそのような正直な話を望まない患者もいる。話をしないという意志もまた、尊重されなければならない。

患者と話すときのガイドラインは次の4つである。

1 注意深く聴く。
2 常に正直である。
3 患者は、求めれば自身の診断と予後を知る権利がある。もっとそれらを求める機会を与えられるべきである。
4 また患者は求めていないものは知らない権利もある。

患者の希望を見極めるには、経験と忍耐と時間が必要である。最初のインタビューの締めくくりに「そのうちに色々な質問をされてもよいですし、少しでも質問したいことはありませんか？」と医師が言うことで、オープンなくつろいだ関係が方向づけられる。これは患者と医師との間に一体の交流が得られる最初の機会になり、次のような反応が返ってくるだろう。

「わたしに何が起こっているのですか？」
「わたしは良くなるのですか？」
「わたしはなにか重病だと感じています」
「結構です。聞きたいことは何もないです」

上記の最後の反応は、後になって同じような反応をされた場合とは意味が違う。最初のときは、まだ患者が自身の不安を言葉にする準備がない、ということである。その後も、時々患者に機会を与えるべきであり、関係性が確立できれば、そのうちにより自然な反応出がてくる可能性が高くなる。

医師は常に真実を答えるべきであるが、赤裸々な真実を言う代わりに、例えば次のように患者に自身を振り返らせる質問をするのもよい。「ご質問に答える前に聞きたいのです。今の状況についてあなたがどう考えているかわたしに話してくれますか？」と。患者自身が自分の病気のプロセスを振り返ることは、現在の状態について理解する助けになる。患者は、例えば喀血や嘔吐、体重減少などの症状の重大さや、その後の検査や手術、放射線療法や小康状態といったことの意味を十分に理解している。これらのことから、多くの患者は自身自身の力で解決できてしまうのである。医師は、専門用語ではないシンプルな言葉で、病気の性質と予後を患者に説明するべきである。

悪い知らせの衝撃を和らげるのは不可能である。しかし、だからこそ話し合いの歩調を患者に合わせることが重要だ。患者が理解して反応するまでには長い時間がかかる場合もあるので、静かに忍耐強く待つべきである。

「わたしにはあとどのくらいの時間があるのでしょう？」よく聞かれるこの質問に、正確に答えるのは難しい。時間を示すこと、例えば３ヶ月、６ヶ月などと答えるのは賢明でない。これらの数字はときには合うかもしれないが、間違っていることも多くて皆を困惑させたり苦しめたりしてしまう。むしろ、予後を告げるときには楽観的に間違えるのが良い効果をもたらす。一時的に苦痛が軽減したり、非常にまれに完全寛快[註2]が起こったりすることも知られているのだ。これは、小さな希望の粒が奇跡的な生命力を生み出すという事実だ。

実際に、希望は周りにあふれている。最も大きな希望は、治りたい、そして健康な身体に戻りたいということである。そんな希望は非現実的だと患者も知っている。それでも、例えば家族の訪問、家族の誕生日や記念日まで生きたいという望み、週末に一時的に自宅に戻るといったささやかな希望は、患者の毎日の営みを支えるうえでとても重要である。非難されるべきは、よく考えずに患者を迷わせる誤った希望を与えてしまうことで、結果は悲惨だ。

いったん患者が深く診断と予後を受け入れると、その後は患者の質問に答えていくことで補われていき、患者の不安は解決していく。患者は最初から全てを受け入れることはできないので、根気強く継続して患者と向き合っていく必要がある。例えばベッドの傍らに居たり、急がなくて大丈夫と示したり、話したことに十分な注意を払うなど、言葉を越えたコミュニケーションで調和のとれた関係を進めていく。終末期の患者はケアする人との触れ合いを求めているので、手を握ったり持ったりといったスキンシップで親しみを表現するのも良い。

コミュニケーションは与えるだけでなく得ることでもある。傾聴はそのなかでも特別な技術といえる。

- 「目で聴く」――身振り手振り、癖、表情などを観察する。
- 「３番めの耳[註3]で聴く」――躊躇、省略、語調などに気を配る。
- 「注意深く聴く」――助けることを拒んだり、遮ったりしない。気持ちを集中させる。
- 沈黙を嫌がらない――黙ったまま静かに側に座っているだけでも大きな支えになる。

注意深く聴くことによって、受け身では手に入れられなかった大切な情報を得ることができる。ベッドの側を離れるときに振り返ると、その瞬間、患者の顔には抑えられない感情が現れる。困ったり、不安だったり、怒っていたり、心配そうな表情がみえたら患者の側に戻り、ひとりにして立ち去るべきでない。

症　例

R夫人。弱くて警戒心の強い70歳代女性が胃の進行がんで入院した。重い関節リウマチの持病があり、長年にわたって薬を服用していたが、その一部は副作用のため止めていた。強い消化不良があったので消化管造影をうけ、放射線医から胃小弯部[註4]に大きなきのこ状の、悪性の典型的な潰瘍があると報告された。診察で肝臓の不整もみられたが、患者は手術を受けるにはとても弱々しく、手術はもちろん胃内視鏡も含むそれ以上の検査も行われなかった。彼女はひとり暮らしだったので、終末期ケアのためのホスピスが紹介された。すでにがんに罹っていると告げられており、それを諦めとともに受け入れていた。

入院時、嘔吐があり間欠的[註5]な胃痛があったが持続していなかった。ラニチジン150mgを1日2回と、口腔用にナイスタンを投与された。適切な看護と栄養によって症状は改善していき、体重が増えて消化不良も良くなった。それが続いたので、4ヶ月後に再度消化管造影をした。結果は正常であった。がんから解放されたという喜ばしい事実を告げ、退院後の支援を斡旋し、彼女は自宅へと帰っていった。

確定診断のための検査のいくつかは不快なものもあり、嫌がる患者に受けさせたくはないものだが、この例では、不適当な検査に基づく間違った診断を受け入れてしまうことの落とし穴を示している。

症　例

L氏。最も嫌な、つらいがんのひとつである、鼻にできたがんであった。入院時、顔の中央は破壊され岩のような腫瘍があり、形相が変わってみえた。彼は混乱し、落胆し、孤独になっていた。しかしわたしたちはすぐに、彼のその仮面に隠された人柄、優しいユーモアのある高い知性に気づいた。一度でも彼と深い話をしたら、くつろいで楽しめて、彼が病気であることを忘れるほどだった。実際彼と話したい人々がいつも待っていた。

治療は、嫌気性感染[註6]の臭気に抗生物質メトロニダゾールを、口腔にナイスタン、痛みはモルヒネとカルバマゼピンで快適になり、ステロイドを加えて腫瘍を小さくした。

彼の人生は興味深いものであった。戦争中、彼と母と姉妹はポーランドの強制収容所にいた。母と姉妹とは生き別れたが、彼は12歳のときにそこを出た。ロンドンに渡り時計修理工の見習いになった。その後自分で店を持ち結婚した。子供はいなかった。残念なことに彼の妻はすでに他界し、身内は誰もいなくなった。しかし彼は仕事に精進し知的興味を持ち続けた。数ヶ月後、がんのためにホスピスに身を落ち着かせた。ある日彼は友人と称する数人の訪問を受けた後、すっかり態度が変わって、うつになり落ち込んだ。彼らが患者に「ああ、ひどい。あなたの人生の罪深さによって、あなたはこのような恐ろしい仕業で神に罰を受けているのだ」と言ったようだった。患者は、絶対に自分は普通の人間であり、罪深いとは思っていないと語っていた。ところが、この訪問によって患者は落胆して消沈した。「彼らの言ったことの中にも、何か意味があるに違いない」と彼は感想を述べた。わたしたちも努力はしたが、結局彼は二度と以前の朗らかな彼には戻らなかった。そしてその2～3ヶ月後に天に召された。

この症例では、思いやりのない会話が終末期の患者をいかに傷つけるか、ということを浮き彫りにしている。

◈ 死に至る患者の反応と恐怖

Now that the hour is come my fear is fled;
And at this balance of my destiny,
Now close upon me, I can forward look
With a serenest joy.
CARDINALE NEWMAN The Dream of Gerontius

死にゆく患者の恐怖とその反応
今、そのときが来て恐怖が消えていく
運命の天秤、
わたしに近づく
わたしは穏やかな歓びを得られる
ジョン・ヘンリー・ニューマン「ゲロンティアスの夢」

いったん患者が自分の死をそう遠くないと実感したら、これをほのめかす話を十分にすることが大切である。信仰のある人には、その宗派の牧師など信仰的助言者と話をするのもいいだろう。たとえ信仰のない人も、新たに平安と慰めを得られるかもしれない。財産の処理などでは法律顧問が必要かもしれないし、家庭的問題ではソーシャルワーカーが必要となるかもしれない。

よく観察してみると、患者は必ずしも自分の死を完全に受け入れなくてもいいことが分かる。静かな諦観と完全な平安のなかで、差し迫った自らの死を悟る人もいる。しかし多くの人は万華鏡のように感情が変わりやすいので、これらの感情に添ったケアをすることが大切である。

否　定

一時的にでも回復すると否定が起こるかもしれない。患者は死を拒絶して壁をつくってしまう。実際的でない未来を語るが、終末期の患者によくある死への対処方法のひとつだということについては論じない方がよい。

怒　り

不満や訴えを常に表し、意地の悪い攻撃的な態度で家族やスタッフなどにあたり、言うことを聞かせようとする。「やっかいな人」と見なされるほど本当に怒っている患者は孤立していくことになる。

皆は扱い方に困り、寛容に受け入れようともしなくなり、頻繁に訪問するのを避ける。唯一助ける方法は、感情を吐露するように促して怒りの原因を理解し、患者と接している全ての人が常に愛と優しさを示すことである。

罪

死にゆく患者の悲しみに付随してよく起こる自責の念のひとつの形である。過去の良くない出来事をくよくよ振り返ることは、それが現実であれ空想であれ、現在の自分の状態を贖罪とみることになる。この状態が続くと症状に対する耐性が下がり、少しの痛みにも耐えられなくなるかもしれない。ケアしている人は、患者に罪の意識の兆候があれば警戒し、それが何によってもたらされるのかを躊躇せず調べる。

非　難

しばしば不公平な非難が身代わりとなる何かに向けられる。その対象は患者を最も大切に思っている人であり、家族や医師や看護師になることも多い。かつて患者が働いていた職場の状態や、病院の検査や手術などにも向けられる。患者と家族はいがみ合い、時に裁判を起こすことさえ考えるかもしれない。これも十分にくつろいだ詳しい説明を、単純な言葉で繰り返すことが解決への道である。

悲しみ

仕事や家族や友達など、全てを失うことを想うと悲しみが起こる。これはとても普通のことで理解出来る感情なのだが、患者は打ちひしがれてまるでうつのような印象を受ける。しかし抗うつ薬などの薬は効果がない。それよりも、くつろいで気持ちを表せる会話をすることが大きな助けとなる。家族や友人とよく会い、支えてもらうのが最もよい(114-115ページの「症例」を参照)。

う　つ

終末期医療の患者がうつになることは少ない。精神科的既往のある人に起こりやすく、少量の抗うつ薬で症状は改善する。

患者は希望が見え隠れして気持ちが動きやすく、感情の起伏も大きく、日内変動もある。家族も影響されて同じような感情の動きになることが少なくない。

差し迫った死の実感を受け入れられると、死に対する様々な態度が変わっていくかもしれない。

友としての死

神の信仰をもつ人は、死を身近なものとして受け入れられる。彼らは死を前に平等で、この世の苦難から解放されてもともとの家へと向かう。しかし、生命を越えたものを信じない人は、平安を得にくいかもしれない。死を友と見なすことができる人は、自分が人生においてできることが何かを理解していて、死を宿命だと受け入れることができる。

敵としての死

親しい人々や家族から離されて、孤独と寂寥感が押し寄せると、死を敵としてとらえるようになる。死に対して怒り、混乱して恐れを抱くので、常にチーム全体で支えなくてはならない。

挑戦としての死

戦時中の戦闘配置でアラームが響いたときと同じである。すぐにでも未知なる何かが起こるが、最終的な結果ははっきりしない。誰かに負けたり、どんな理由であれ退却を受け入れたりしないために、尊厳を持って責任を果たすという決意を抱いている。しかしその一方で不安もある。

屈辱としての死

信じがたい痛みや、失禁や、動けなくなる辛さや、理に合わない事柄が多くの恐怖を生む。患者自身にこれらの恐怖を十分な時間をかけて表現してもらうと同時に、ケアによって支えられているという安心感を与える必要がある。しかし、多くの人は感情がかたくになって表せない。そんなときは、ケアする人や家族、友人、信仰的助言者といった人々と恐怖について話し合うようにする。希望を抱いて日々の喜びを探すべきである。

今日友人がきてくれた
今日庭に出た

今日好きなフットボールチームが勝った

このように、日記にその日の楽しみを記録するのもよい。静かに座っている患者は何かきっかけが必要だから、次のような瞑想のテーマを示すとよい。

人生に何が起こっているのか？
満足できることは何だったか？
もっと弱る前に本当にしたいことは何かないか？
本当に誰かを愛したことがあるか？
本当に誰かに愛されたことはあるか？
わたしにとって死は何を意味するか？

祈りや沈思といった信仰を持っている人は、牧師を呼んでもらうように手配して会話をすることが魂の平和と平穏をもたらすかもしれない。

また、患者にとって楽しかった思い出、例えば休日や記念日、お祝いのときなどの写真をアルバムにして眺めたり、宗教や魂のことをテーマに瞑想したりするなど、できるだけ忙しくなるようにするのがよい。生活のなかにどの程度宗教や文化、社会、民族などの影響があるかによって、患者が慰めや快適さを得られるかどうかが大きく変わる。

創造したり気晴らししたりすることで達成感や喜びを味わうと、痛みや不快感といった症状に耐えられるようになる。多くの患者が未経験のものでも楽しめるようになるが、身体状況と患者の興味に合わせて何に取り組むのが適切なのかを探すことが大切だ。（55、114ページの「症例」を参照）グループで行うものもあれば、ひとりで集中するものもあるだろう。例えばコンピューターチェスはかなり覚えられる。

終末期の患者にこのような気分転換を提供する努力は非常に価値があり、特別な障害のある人を支援するためにもさまざまな工夫ができる。特に勧められるのは、店、映画、劇場、パブ、田舎へのドライブなどである。これらはすべて、患者がまだ日常の営みのなかにいることを感じさせるからである。

読書、音楽、作文、絵画、縫い物などの芸術も大切だ。静かな物思いのなかに十分な時間があるので、なかなか表現できない自分の感情を詩的な言葉で感情を表現することで慰められる人もいる。

また、入院患者にとって、離れてきたペットに対する悲しみは大きい。離れてきたペットの現在の飼い主と連絡を取ることが良いということを知っておくべきである。うまくしつけられたホスピス犬や猫は愛される。

夕方の飲み物サービスはくつろいだ雰囲気を与えるが、押し付けてはいけない。患者が死を迎えるまでただ存在するだけでなく、より良く生きることが大切なのである。

◈ 家族とのコミュニケーション

What is termed the "agony of death"
concerns the watcher by the bedside
rather than the one who is the subject of pity.
Sir Frederick Treves

"死の苦悩という言葉は
ベッドの側で見守る者にふりかかる
悲しみの当事者よりもむしろ"
フレデリック・トレヴィス

患者が入院したときから、総合的ケアの実現に不可欠であるとして家族による協力を求めるべきである。それは患者の死まで続き、悲嘆のときも含めるととても長く、数ヶ月、ときには数年に及ぶこともある。

入院時に家族に対して聞き取りを行えば、患者の十分な情報が得られると同時に、家族と友好的な関係を築く機会にもなる。その後も、訪問時間はなるべく柔軟に対応し、訪問時にはさまざまな対話を重ねるようにする。時に、患者の病気が家族を、経済的にも家庭的にも困った状況に陥れる。知識を与える事やソーシャルワーカーの助言が混乱した家族の慰めになる。

家族のなかには、もっと長く家庭で看られなかったことに罪の意識をもっている人も少なくない。多くの場合、在宅ケアを続けるための努力が行われているので、もう患者は入院してケアするべき時期が来たのだと伝えて安心してもらうことが不可欠である。

それによって多くの家族は許され、看護ケアのいくつかの部分を担うという説明を受けて、患者から必要とされることに慰められる。彼らは実際的で患者にとってとても有用な援助をしてくれるので、患者からもスタッフからも喜ばれる。

症　例

患者A。29歳で脳腫瘍であった。虚脱と傾眠があり、全面的な看護ケアが必要だった。妻のアンジェラは若い教師で、仕事からまっすぐ彼の側に駆けつけ、ほとんどの時を過ごしていた。悲しみにくれ患者の手を抱き泣いていた。そこでスタッフはアンジェラと話し合い、簡単な看護手技[註7]を指導して夫のケアに参加してもらうことを決めた。するとその効果は劇的であった。彼女はてきぱきと看護師から習い動き、態度が変わるとともに速やかに患者のケアを助けるようになった。患者の死後も頻繁に病院を訪れるようになった。何よりも、彼女が夫のケアで積極的な役割を果たしたという気持ちは、夫の死という悲嘆においても大きな慰めとなった。

家族が来訪したときに、医師や看護師は２～３の説明を家族にするように心がける。多くの人が同時に患者を訪問するべきでないし、長い話や特に患者からの反応を求めるような種類の話をする必要もない。奇異に感じるかもしれないが、静かに座って患者の手を抱き静寂を味わうことが、実際にやってみると何にも代え難い慰めを与える。

家族は、患者の診断と予後を隠したいと防御しているかもしれない。そんなときには「医師に対して話さないなんて、あなた方の意志ですか？」と問いかける。何かを決定するのは患者自身であり、医師と看護師は家族と共謀はしないということを、最初の段階で指摘しておくことが必要である（24ページの「患者とのコミュニケーション」を参照）。同時に、患者に対しては穏やかな優しい態度であることを家族に十分に知らせ、安心してもらう。

終末期の病気について包括的に議論できる能力とオープンさを備えている医師や看護師は、患者と家族の橋渡しの役割となることもできる。患者と家族それぞれの緊張を解きほぐすことが、誰にとっても大きな慰めとなる。

It is incredible how much happiness
even how much gaiety, we sometimes
had together after all hope of recovery
was gone. How long, how tranquilly,
how nourishingly, we talked together
that last night !
C. S. LEWIS *A Grief Observed*

どのくらいの幸せか信じられないほどだ
どのくらいの罪かも信じられないほどだ、
わたしたちは、回復の望みが消えた後も、共にいる
如何に長く、如何に平静に、如何に慈しんで、
わたしたちは、昨夜も語り合った！
C. S. LEWIS *A Grief Observed*

◈ 悲　嘆

No one ever told me that grief felt so like fear.
I am not afraid, but the sensation is like being afraid.
The same fluttering in the stomach, the same restlessness ...
C. S. Lewis A Grief Observed

悲しみは怖れのような感じだとは誰も言わなかった。
わたしは怖れない、けれど怖れのような感じはある。
胃の不快やふるえと同じ。
C. S. Lewis A Grief Observed

愛するものの死は、たとえ予期したものであっても近しいものを悲しみに包むが、痛みはそれほどでもない。最初に感覚が麻痺し、間違いなく目の前で起こっていることであったとしても、それを否定さえするのである。

最初のショックの数日後に死の実感がでてきて、それに伴って悲しみが様々に重なり合い、揺れ動く異なった形となる。

怒　り

彼らを助けようと力を尽くしてくれている人たちに対してさえ、イライラや怒りが我慢できず、ものをぶつけたいと感じてしまうことは非常に頻繁にみられる。

罪悪感と非難

これは、死に至るまでの出来事の再現と、それらの出来事の分析である。「それをしていたらこれは起こらなかった」と自分を責めても後悔で苦しむだけである。また「彼らがそれをしていたら、これは起こらなかった」と、他の人への非難にもつながる。途切れることのない思いによってもたらされるこの悲しみは、家族の誰か、あるいは医師や看護師など、患者を最も助けてくれる人に対して向けられ、彼らを「非難」して深く傷つけることになる。

混　乱

日々の生活の日常的なことに対して心を向けることができず、興味を失い、意志を無くしている状態である。

孤　独

社会との接触を遠ざけるのは、コントロールできない涙が襲ってきて他の人を不快にさせたり、恥ずかしい思いをしたりしないようにという思いがある。また近い友人とでさえ会話のやっかいさを感じてしまうからでもある。人々がそれぞれの最良の思いやりで、関連したことを話さないようにするといった、その表面的なわざとらしさに対してやっかいだと感じてしまうことも少なくない。周囲から哀れみの目で見られるよりは、友人や知り合いから離れて一人になりたいと考えてしまうのだ。もうひとつ孤独になる理由は、外へ出て何かする気になれないからである。

未亡人と妻を亡くした夫の最初の一年の死亡率が、同年代の悲嘆の背景のない人に比べて増えているという事実は重要である。これは、不幸を乗り越える意志の弱さや、または自分を粗末にして孤独であるためかもしれない。

◈ 悲嘆のケア

Blessed are they that mourn: for they shall be comforted.

Matthew 5:4

悲しんでいる人はさいわいである、彼らは慰められるであろう

新約聖書マタイによる福音書第５章４節

患者の死の直前の２〜３週間に訪れたときの家族の態度を、ケアスタッフは慎重に観察するべきである。そうすることで、患者の死によって訪れる悲嘆に際して、何が支えとなるかがわかるだろう。患者を亡くして悲嘆に暮れる人をケアする者は、その情報をもとにソーシャルワーカーとともに注意深く訪問する。この訪問を、支えが必要な数ヶ月や数年続けなければならないかもしれない。

死にゆく患者が自分の死後も家族が訪問されて支え続けられると知れば、家族との愛ある関係を保ち、苦しい症状のコントロール効果も上がる。そしてその結果は、その後の家族の悲嘆を少なくする。患者の死をいくらかは満足をもって振り返ることができるようになり、悲嘆のなかにあった苦しい数週間を生き直すことができる。

「死の際は安らかにみえた」
「何も思い残すことはなかった」

お葬式は壮大なフィナーレではない。通常は翌日に行われるが、そのときはまだ、悲嘆のなかにあって夫妻の一方やパートナー、親、子供、親しい友人の不在を受け入れるのは困難である。彼らは同士、性的相手、父親や母親、そして秘密などさまざまなものを失ったのである。

そんな、悲嘆に暮れる家族にとって最も助けになるのは、亡くなった人についてざっくばらんに話せるような関係になることである。故人に関することやその他のことも何でも、くつろいで抑えることなく話すようにすることが大切である。例えば記憶をたどることや昔のアルバムを見ることなど、誰かにうなずいて聴いてもらうことは、とても大きな慰めになる。次のような格言は避けることが賢明である。「時間が解決する」「忘れるための休息に逃げろ」「記憶をたぐってはいけない」といった言葉には何の意味も無いばかりか、むしろ害がある。

悲しみは愛の代価である。時が過ぎたり、休息したり、記憶を振り返ったりしなければ簡単に忘れられるなら、その愛ある関係は壊れやすくて空っぽなものになってしまう。時が過ぎれば悲しみは和らげられるが、断ち切れることはなく、傷跡は残る。遺族の悲嘆をケアする目的は、悲しみを何かに置き換えることではなく、むしろもう一度まとめて正面から向き合うことなのである。

精神安定剤や抗うつ薬の投与は、その場しのぎの慰めになるより弊害の方が大きい。時に病的なうつの症状がみられる場合には、精神科的治療や精神安定剤や抗うつ薬を必要とするかもしれないが、それ以外の場合は薬はほんの少量を処方し、最初の数週間に時々夜鎮静剤を投与する程度で十分である。多くの人は薬を投与されると依存してしまうものなのだ。

同じ様な状況の人と悲嘆を分かち合うことも大きな助けとなる。例えば CRUSE[註8]や the Compassianate Friends[註9]や Samaritans[註10]という支援組織がある。経済的助言はソーシャルワーカーが福祉をうける権利や恩恵について助けてくれる。さらに、Age Concern[註11]や One Parent Families[註12]や Child Poverty Action[註13]などの支援機関からも支援を受けることができる。

信仰に頼る人は、同じ信仰の仲間や牧師と話をするのが良い。悲嘆のただ中にある家族が、亡くなった人の支えなしに生きていけるようになるまでには、ある程度の歳月がかかる。

To everything there is a season,
and a time to every purpose under the heaven:
A time to be born, and a time to die...
A time to mourn...
A time for peace ...
Ecclesiastes 3 : 1-8

すべての事には季節があり、

すべてのわざにはときがある。
生まれるにはときがあり、死ぬにはときがあり…
悲しむにはときがあり…
和らぐにはときがあり…
旧約聖書伝道の書第3章1節—8節

経済的な問題は悲嘆に暮れている人にとってさらなる負荷となる。長患いで一定期間仕事に就けなかった場合は特に大きな問題である。これらの問題を公にするのを嫌がる人もいるので、家族に葬式の費用やその後の生活に十分な収入が得られているのかについて、慎重に見極めなければならない。

ホスピスのソーシャルワーカーや地域の社会福祉部門、社会保障部門などが、利用可能な福祉制度について助言してくれる。法的、あるいは経済的に困ったときは、福祉事務所や市民のための相談室などで聴いてもらえる。

よい小冊子として、社会保障部門が扱っているD49「死後は何をすればよいか」がある。これはどこで助けを得られるか、財産をどうするか、お葬式をどうするかなどの実際的な知識が載っている。

消耗品などは地域の社会保険事務所、その他関係機関などから入手できる。

◈ 在宅ケア

Be it ever so humble, there's no place like home.'
J. H. Payne (1792)

たとえどんなに粗末であっても、我が家よりもいい場所はない。
J. H. Payne (1792)

多くの人は病気の最期を過ごす場所を尋ねられたら、本質的なケアを受けられれば自分の家を選ぶだろう。患者が愛する家族と家庭の雰囲気の中で、より満足し、よりくつろげるのは理解できる。約40～50年前は、多くの患者（約3分の2）は最期を自宅で看取られていた。現在は、逆に3分の2以上の患者が自宅を離れて、病院や老人施設やホスピスにいる。

患者が治る見込みのない進行性の病気の終末期に近づいたことがはっきりしたら、患者と医師、看護師が中心となって全ての関係者を集め、将来の管理や計画について話し合いを持つべきである。その場では、次のような質問について考えておくことが望ましい。

- 患者の希望は何か？
- ケアする人の希望は何か？
- 自宅は適切か？
- 必要な設備、例えば暖房、お風呂、洗面所があり、使いやすいか？
- 患者を別の部屋に動かせるか？
- 家の場合、ケアをするのが可能であったり、ケアする意志があったりする人は誰か（数人であれば、交代を組む）？
- 電話などのコミュニケーション手段はあるか？　なければどうやってサポートを得るのか？
- 地域サービスをうけることができるか？（ケアする人のケアの項を参照）
- 一般的な介護者や看護師の派遣は負担となるか？
- 他のサポート、例えばマクミラン看護師[註14]や在宅介護支援サービスが利用できるか？
- 在宅支援に支障が出たり、患者またはケアする人の気持ちが変わって入院を選んだりしたときに何をすべきか計画を立てる。
- 近くにホスピスがあるか？　特別の問題に際してはそのホスピスに相談する。

- ホスピスのデイケアに通うかどうか。時々は特別のケアのために入院するかどうか。
- 地域の調剤薬局がオピオイドの在庫を保ち、薬の明確な説明をして支えてくれるか？

最初の話し合いで、緩和ケアチームと総合家庭医、地域の看護師チームの間で、共同してあたる治療・診断の詳しい計画に関して同意を得ておくようにする。多くの人が関わるので、混乱しないように処方担当を決めておくことが重要である。ホスピスに大きな薬袋に入ったたくさんの薬を持参してくる患者がいるが、患者も家族もそれぞれの薬をいつ何のために服用しているのかきちんと把握していないケースも少なくない。

ケアする人と患者は、何のためにどんな薬が投与されているか、はっきりと理解するべきである。そして、その投薬の量と時間のリストは自宅に保存しておく。患者のことをよく知らない人でも適切に治療できるように、自宅に置かれる医師や看護師の記録は誰にでも分かるような簡単で明確なものでなければならない。ケアする人は皆、常に十分な治療情報について理解し、時間をかけて患者の質問に答え、必要なサポートを与えなければならない。

入院ケアに移る必要があるときにも判断が必要となる。移動中や入院直後に患者が亡くなるような「ぎりぎりの時」まで引き延ばしていると、家族は「手を尽くせなかったのではないか」と心に傷を負うことになる。なかでも、在宅介護者と入院の時期などについて早めに話し合っていると、「最期の瞬間」入院になることも少なくない。介護者たちは医師や看護師がいつでも訪問してくれるという確証を得て安心してしまっている。特に、夜間に訪問してケアを行ってくれるマリーキュリー看護師[註15]に、患者たちはとても慰められているという。

在宅ケアにおいては、いつも同じ医師や看護師が訪問することが最も重要なことのひとつといえるだろう。やむをえず全然知らない人が訪問しても大した慰めにはならない。

患者の死の際は必ず訪問する。患者はその手から離れても、悲しみ、嘆く家族へのケアが始まる。在宅ケアの役割は入院と反対であることを思い出して欲しい。医師や看護師は訪問者であり、患者と家族が主人なのである。訪問は礼儀を保って行うべきなのは言うまでもない。

◈ ケアする人のケア

この「ケアする人のケア」という言葉は、老いについてのラテン語文書のなかの、次の言葉の訳である。

「Quis custodiet ipsos custodes」

実際のところ人間の歴史と同じくらい古くからの問題といえる。しかし、悲しいことに未だにほとんど確立できていない。

家庭でケアする人

第 2 次世界大戦後、西側諸国では女性は社会参加して外で働くようになり、家族は散ってより小家族となるなど、家族の構造が変わってきている。家族が病気になったとしても、仕事を失わないためには働き続けなければならず、ケアする人にとって深刻な結果を招いている。経済的には「ナイフの刃の上を歩いている」状況で、収入を失うと悲惨である。

家庭でのケアにあたる人はほとんどが女性であり、母や娘や親切な知人や近所の女性である。医師や看護師やソーシャルワーカーのような専門職は、家庭を訪れる時間は短いけれど献身的である。そのため、患者から目を離すことができずに緊張を強いられている人を一時的に休ませることができる。

自宅で病気の家族をケアするという大変な責務は、家庭の中にさまざまな緊張をもたらす。孤独を感じ、普通の社会生活を楽しめなくて生活の質が低下することも少なくない。病気の家族のケアで睡眠不足になったり、くつろげなくなったりすることは、家族の健康に影響するばかりでなく、病気の患者に対する思いやりがなくなり、罪の意識を抱くようになる。医師や看護師、ソーシャルワーカーなどの専門職はこの問題を予想して、家庭でケアする人に対して最初に次のような支えをすることが大切である。

- 簡単な看護手技を教える。
- 良いケアを誉めて士気を上げる。
- 患者はいつでも誰かが居てくれる安心感があるため、そうでないときに不安になってしまう。そうならないように、例えば誰もいないときは電話を側に置く。
- 地域や教会や近所の夜間ボランティアを捜す。
- 患者の状態に副って利用できるデイケアセンターに定期的に通う。
- 地域のホスピスや病院にレスパイト入院[註16]する。
- 支払った費用のうち、どのくらい戻ってくるかを教える。
- 専門職によるケアは、プランを立てた人がケアを行う。もし何も知らない人が訪れたらとまどってしまう。

ソーシャルワーカーは在宅ケアでは特に重要である。ケアする人を精神的に支えると同時に、社会的なサービスや法的なサービスなど、利用できるサービスに関する情報やアドバイスなどが得られる。

病院やホスピスでケアする人

チームケアにおいては、医師や看護師や他の専門職などのメンバーの間で、患者とその家族のケアについて定期的にミーティングを行う。患者はチームのメンバーそれぞれに異なる顔を見せるものなので、ミーティングは自由に発言できる形で進め、患者に対する見方や意見を冷静に受け止めなければならない。そして、これらのミーティングでケアの全体方針を共有し、それぞれが感じていることや考えていることを自由に表現し合うようにする。このミーティングはストレスの多いお互いの仕事を励まし合い、支え合う機会でもある。

スタッフを支えるガイドライン

さまざまな情報が集まるチームのシニアメンバーは、あらゆる問題についてメンバーと話し合う十分な時間を用意することが大切である。また、効果的な訓練を通じて、スタッフ全員の間で十分な緩和ケアの哲学を共有できるように心がける。レクリエーションやレジャーなどでスタッフを元気づけることも大切だ。もちろん、スタッフを選ぶ際には慎重に。最近家族を病気で失って悲嘆に暮れている人や感情的問題のある人は適当ではないだろう。

終末期の緩和ケアに密接に関わっているスタッフの中には、独特のストレスを抱えてしまう人も少なくない。患者や家族、同僚とのコミュニケーションの問題から孤立し、支えてくれる人も見当たらないなかで「燃え尽き」や「闘い疲れ」と呼ばれる状態になってしまう。患者や家族のケアに関する特別な問題や、入院管理の問題などに対処することの難しさがストレスとなり、自分を追い込んでしまう。患者をケアする側であるにも関わらず、張りつめて、刺激されやすく、ユーモアを介さず仕事にのめり込む。自分がいないとシステムが壊れると感じ、休むことができなくなるのだ。

そうならないためにも、チーム全体で同僚同士の変化の兆しに注意することが重要である。ストレスを感じている人が自信と自尊心を取り戻すには、職務を変えてもよいかもしれない。

◈ 終末期医療の倫理

コミュニケーション

今までの章でも扱っていることの繰り返しになるが、終末期ケアで信頼を得るには、オープンで正直なコミュニケーションが最も大切である。しかし、必ずしもそれが最上のものだとは限らない場合もある。医師、看護師、患者、家族の関係は信頼が土台にあり、お互いに友情で結ばれている。疑いや嘘によって信頼関係が壊れてしまうと、その信頼を再び取り戻すのは難しい。

予後について語るのは難しいことであり、患者が状態を詳しく知りたくて伝える必要があったとしても、常に「私にも判らないのです」と答えるべきである。日、月、年単位で予後を予測してはいけない。非難されるべきは、予後を楽観的すぎる言葉で患者を喜ばせておいて、後にその言葉とは裏腹な予後を告げることである。

治療の拒否

治療を受けるか拒否するかを選ぶ権利は患者にある。したがって、患者は治療についてきちんと理解し、正しい情報に基づいて意思決定すべきである。そのためには、詳しい説明をする話し合いに十分な時間をかけること。必要なら専門的意見も聴くようにすることが大切だろう。

患者の中には、副作用で不快な思いをすることを怖れて化学療法や手術を拒否する人もいる。患者には治療を受ける長所と短所をはっきりと伝えなければならない。その治療によって患者の病気が治癒する可能性が低かったり、一時的に改善したりするだけなら拒否を受け入れる方がいいだろう。患者は病気のせいで弱っているのだから、プレッシャーをかけて彼らが望まない決定を下させてはならない。しかし、例えば激しい痛みがあるのにモルヒネを拒否するなど、患者の苦痛を和らげることが明らかな治療を拒否されることは、終末期の看護において受け入れ難いといえるだろう。とはいえ、たとえどのようなものであっても患者のしっかりした知識に基づく決心は最優先すべきである。看護スタッフは治療が拒否されたからといって失礼な治療をすることなく患者の決心を受け入れる。いじけた思いになってもいけない。患者が精神的に混乱していたり、偏執の状態になったりして治療を拒否している可能性もある。この場合は説得に応じて治療を受けてくれる可能性がある。たとえ精神的に混乱していたとしても、治療や投薬を拒否している患者の食べ物や飲み物などに薬を混ぜるようなことはしてはならない。ただし、精神的に混乱していて鎮静が不可欠である場合に限っては、患者自身の安全のために薬物を投与すべきである。

補助的治療

患者が通常の治療では治る見込みのない進行期の病気で苦しんでいる場合、通常外の治療を求めることは理解できる。そのような治療は終末期の緩和ケアを担当する医師に対するうらみや攻撃でさえあるともとれるが、善良な信仰に基づくものであり、受け入れたところで害になるということもない。実際のところ、それらの治療を奪ってしまうと、何らかの助けになると確信している患者が怒って非協力的になるケースも少なくない。

近年、理学療法や作業療法などにおいて日常的に行われていることの延長ともいえる補助的治療が増えている。様々なマッサージやエクササイズ、アロマテラピー、リフレクソロジーなど、様々な形で身体に触れる療法で患者を心地よくリラックスさせてくれる。しかし、特にエクササイズを伴うマッサージは病理的骨折を起こす危険があることを念頭に置かなければならない。

また、食事療法や大量のビタミンを摂取する療法などもある。それらは一般的に害のないものだが、望ましくない副作用を避けるために医学的指導が欠かせない。

鍼灸は中国で紀元前2000年から伝わるものだが、未だその作用ははっきりしていない。最近の実験によって、鍼治療が内因性オピオイドを放出させることで鎮痛効果が得られるという説が裏付けられている。鍼治療で患者の慢性的な痛みを和らげるメリットは考慮に値するが、さらなる研究が必要である。いずれにしても、緩和ケアにおける鍼治療は経験ある医師（麻酔医）の手によるべきである。

ホメオパシー（同質療法）[註17]はNational Hospis Service[註18]で行ったことがあり、一部の医師は症状コントロールの効果があると確信しているが、当惑している医師のほうが多い。これは同様の症状を引き起こす別の薬を極少量だけ投与して症状を抑えるという理論で、いわば「毒をもって毒を制す」という治療法である。

経験ある精神科の医師による催眠療法は、リラックスとある程度の症状コントロールを助けてくれるかもしれないと支持されている。

補助的治療の効果に関しては、大げさで非現実的なものも少なくない。終末期の患者とその家族は、治療に関して専門家チームと何でもオープンに話し合うべきであり、もし補助的治療を加えたいならチームの同意が欠かせない。高額で怪しげな治療による支出を防ぐのも緩和ケアチームの責務である。終末期の緩和ケアにおいては、誰もがとても傷つきやすいのである。

標準の治療と標準外の治療

患者をケアするにあたって、チームは常にいわゆる標準の治療を行う義務があり、患者にはそのような治療を期待し、受ける権利がある。標準の治療とは患者の苦痛を和らげるためのケア全般を指し、適切な投薬と治療だけでなく手厚い看護や患者の身体機能を維持するためのケア、食事や水分を用意して介助したり食べさせたりすることなども含まれる。

それに対して標準外の治療とは、治療や延命のために標準の治療以上の積極的な治療を行うことを指し、固有のリスクや合併症を伴う治療法である。良い結果を生むためには、機会ごとに標準的な治療と標準外の治療のバランスが求められる。

難しいのは、ひとりの患者に対する同じ治療が、標準の治療になることもあれば標準外の治療になることもあるということである。例えば、最期に近づいた半昏睡状態の患者に対する栄養や水分補給は標準外とみなされるのである。

標準外の治療を検討するなら、前もって患者や家族と上級の医師や看護師など関係者の間で十分な話し合いを行わなければならない。そして、話し合った内容や治療内容についての記録を残しておく。例えば、腹腔内のがんにともなう腸閉塞のバイパス手術や積極的な化学療法、生命維持蘇生なども標準外の治療となる。患者の状態や症状はそれぞれ異なっており、標準と標準外の治療を厳密にルール化することは不可能である。

◈ 異種間の倫理的問題

コミュニケーション

患者と家族が独自の言語を持つ民族である場合、コミュニケーションにおいて多くの問題が起こりうる。通訳者が到着するまでの間に少しでも患者や家族の情報を得られるように、すべてのホスピスに言葉が判らなくても使える写真や絵などが必要である。そのようなパネルがあれば、お互いの意思が速やかに理解できるかもしれない。あまり聞き慣れない言葉なら大使館に問い合わせてみるのもひとつの方法である。患者や家族と看護チームの緊密な関係は、終末期の患者ケアの必要条件であり、通訳を介してそれを行うと時間がかかって誰もが疲れてしまう。それでも、患者と家族が病気や予後や治療に関する情報を理解し、質問をしたり、不安や恐怖を表現したりするためには、正確に通訳することが絶対に欠かせない。

外国語圏の患者や家族とのコミュニケーションの複雑さは、恐怖や不慣れ、その国の医療や看護に対する知識不足などからくる不信感に根ざしている。不信感をなくすにはじっくりと腰を据えた話し合いが必要で、通訳を介する困難はあっても行われなければならない。

文化の違いも問題となるかもしれない。例えば女性が自分の意見を表すことは許されず、治療や看護を含む全てのケアを男性が采配するものだと信じている人々がいる。このような場合、女性が意見を表明できないという事実を嫌う女性スタッフたちの敵対心を刺激するかもしれない。

標準の医療ケアの拒否

その国の医療を評価せず、自分たち独自の文化に基づいて医療や看護の資格がない友人などからケアを受ける人がいる。また、複雑な食事の問題が標準的ケアに立ち塞がることもある。問題となることを詳しく説明することが不可欠である。

ケア哲学の拒否

英国で実践されているホスピスケアの哲学は、患者の状態が治癒可能なステージを越えたときに、不適切に治癒を目指し続けることを避けるためのものである。患者の苦しみを和らげて悲惨な症状のコントロールを行うと同時に、患者と家族を精神的に支えるためのものである。

ところが、この哲学を受け入れず、患者に最期まで集中的治療と同様の治療を受けさせるべきだと主張する人々がいる。ホスピスにはそのような治療に対処するような設備がないので、家族との関係で問題が起きる結果を招くかもしれない。したがって、誤解を避けるためには、最初にホスピスケアの哲学を家族に説明することが重要である。

宗教と文化

ホスピスのスタッフは、患者や家族の宗派の牧師と協力し合い、可能な限り患者や家族に関する情報を準備したうえで受け入れなければならない。時には積極的な友人や隣人が患者や家族について代弁しようとすることもある。そのような相手には、牧師が正しい宗教的リーダーであると知らせることも大切なことといえるだろう。

ホスピスは、患者の死の際の手順や身体ケアや処置に関して、人種や民族ごとに異なる文化的あるいは宗教的慣わしがあることを理解しておかなければならない（文献３）。そして、そのような情報をできるだけ多く持ち、役立てる用意をしておくべきである。特に嘆きの儀式など、文化的あるいは宗教的儀式に関して他の家族と軋轢を生じることもある。その場合は、患者と家族に対して専用の部屋を提供する。

◈ 安楽死

深刻な身体障害者や病気の人、あるいは死にそうな人が目の前にいると、特にそれが自分の家族なら、苦痛を感じるのは明らかだ。しかし、目の前の苦しみを和らげるために何をすればいいか、あるいは何を言えばいいかもわからないことがフラストレーションとなり、無力感に襲われる。そんな時、患者よりもむしろ傍らで見ている者のほうが苦しいといえるだろう。

私たちが提供している終末期の医療サービスに対する恐ろしい訴えである安楽死を支持する人たちが主張する主な理由のひとつは、医療によって人が肉体的、精神的苦痛のなかで死んでいくというものである。しかし、患者は苦痛を避けるためという理由で殺されてはならない。終末期の患者には家族の同意を得たうえで、「病気を早く終わらせたいか？」と暗示的に、あるいはもっとはっきりと「医師に殺されたいか？」と尋ねておいたほうがよい。

安楽死の要求は助けを求める叫びであり、邪険にしたり無視したりしてはならない。当然のことながら、医師が「法的にそれはできません」と言い残して立ち去るのは簡単なことである。しかしここで大切なのは、安楽死を求めるに至った原因が何なのかを見極めるためにじっくりと話し合うことなのである。安楽死を求める理由の多くは、死に至る過程で痛みや窒息といった肉体的苦痛を味わうことに対する恐れや恐怖である。患者のこのような恐怖については深く掘り下げて考えなければならないが、適切なケアで痛みなどの症状は抑えられること、誰もが患者の恐怖や不安を理解していること、いつでも助けになることなどを保障して患者の信頼を得られれば、すぐに消し去ることができるだろう。恐怖以外の理由としては、人生に意味が見つけられないことや皆の重荷になることなどによる自尊心の喪失、あるいは感情的、信仰的な心の荒廃などが挙げられる。重要なことは、彼らが病気で苦しい思いをしていても、彼らは彼ら自身であるということを、彼ら自身に思い起こさせることである。私たち看護スタッフや彼らの家族は、彼らがそこにいて、彼らとともに過ごせることにとても感謝していることを伝えるのである。

牧師と会話をしたり、レクリエーション活動をしたり、見た目を整えたりすることは、患者を慰めて心を落ち着かせ、安楽死を求める根底にある絶望感を和らげる。安楽死の要求に慰めをもって応えることが、患者が死ぬまで「生きる」ことを可能にする、質の高い緩和ケアなのである。

にもかかわらず、苦しむ患者やその家族に対する親切心から随意の安楽死が合法化されるように運動し続ける人々もいる。彼らは自分たちの求めているものが人間のヒポクラテス医学[註19]というよりも獣医学領域であることに気づいていない。さらにいえば、人間にはキリスト教の原型であるユダヤ教の大原則に基づく独自の神聖な考えがある。もし安楽死が合法になれば、患者たちのなかには利他主義の考えから「私はやっかいものでいたくない」、「私はまさに彼らの生活を台無しにしている」と考えてしまうかもしれない。一方で、安楽死が認められてもそうしたくない患者は、医師の行動を疑い始めるかもしれない。

そうなると医師たちと看護師たちの患者に対する態度は堅くなり、人間の生命を尊ぶという意識が薄くなっていく。そして実際に、医師たちは治療の困難な患者や看護するうえで問題のある患者たちを前にすると、すぐに安楽死の受け入れを勧めるようになるかもしれない。やがて医師たちは黙って自殺を助けるようになる。つまり、安楽死を認めることは患者からあらゆる希望を奪って絶望を確かなものにする社会的に危険な行為なのである。

安楽死は家族を傷つけて引き裂くだろう。あとには、罪の意識、軋轢、非難、責め合い、不和が家族に深刻な反響を及ぼすことになる。

安楽死の患者を選ぶには、診断と予後の正確さが必須になる。しかし、診断ミスを思い出せないという医師や看護師はほとんどいないくらい、多くの人が後に大間違いだと判明した診断にコミットするという恥ずかしい経験をしている（28ページの「症例」を参照）のである。安楽死を受け入れる社会は、すぐに病んでいくだろう。生きていくのが困難になったときに安楽死できることに気づけば、この習慣が奨励されるようになり、やがて義務になるかもしれない。

１年間の審議を経て、1988年にイギリス医師会の安楽死問題のワーキングパーティーが報告書を出した。結論は「法律を変えるべきではなく、審議して患者の命を奪う事は犯罪である」とされたのである。

また、世界保健機関の専門委員会は、1990年に出した小冊子の中で、「緩和ケアの近代的な方法の発展によって、自発的安楽死の立法は不必要である」と述べている。最終的に、1991年12月にイギリス下院議会で行われた貴族と議員に対する演説のなかで、デーム・シシリー・ソンダース氏は「私たちはみなさんと社会にぜひ強調したいことがある。それは、研究と教育に基づく適切な治療が受け入れられているので、安楽死に関する法は要らないということ。そして草案を示唆されている安楽死に関する法は、最終的に傷つきやすい多くの患者に対して、危険で品位を落とすであろうし、悪用される可能性なしに草案にすることは不可能であろうということである」と結論づけた。

症　例

1968年、38歳だったＥ氏は夜に発作を起こして入院した。球麻痺[註20]を伴う脳炎で、完全に近い四肢麻痺と嚥下障害[註21]と失語になった。彼は英国空軍のパイロット将校であったが、解隊後は電子商会のセールスマネージャーになり、結婚して２人の子供をもった。初期の頃は、妻が文字板を指差し、彼の伝えたい文字を指すと彼がうなずくといった方法でコミュニケーションを行っていた。1974年にホスピスに入院した時、右手人差し指を除く全ての手足が麻痺していた。彼はうなずくことはできたが話せなかった。嚥下障害は小康状態であった、彼は深いうつと不満の状態であった。

彼は残された指の働きを最大に使って、タイプを打ってコミュニケーションをとる工夫をした。その後パレットを使って絵を描くようになった。理解ある看護ケアと理学療法と時々の尿路や呼吸器感染に対する医療ケアが必要であったが、入院時のように無力な状態は乗り越えることができた。彼は多くの友人と交流しながら「長い道のり」という本を書いたほか、週末はほとんど帰宅して休日は家族や友人とポルトガルやスイスで過ごした。人を惹きつける絵を描き、ガラス彫刻にも挑戦した。

初期の頃の彼は、大きな無力感に包まれて荒廃した心で人生を見つめていたが、妻や家族の献身的な助けによってその時期を乗り越え、残りの人生を楽しんだ。彼が初期に病気を懸命に受け入れたことによって、安楽死が必要なかったことは喜ぶべき事実である。

◈ 先の方針[註22]

近年、特にアメリカにおいて医師や病院の医療過誤に関する損害賠償請求の申し立てが増えていて、時に法廷で莫大な賠償金の支払いを命じられることがある。終末期医療で患者をケアする医師は、特に攻撃されやすい。例えば、集中的治療と同じだけのことを行わなかった場合、熱心に治療に取り組まなかったと非難される可能性がある。しかしその一方で、もしそのような集中的治療を試みていたら、無意味な延命で苦しめたと非難される可能性もあるのだ。

そのため、現在多くの医師が防衛的な医療を行うにとどまっているのだが、このジレンマを解決するひとつのアイデアが「先の方針」である。これは、もし自己表現の能力を失ったときに「してほしいこと」と、「してほしくないこと」を、あらかじめ患者自身が意思表示しておく仕組みである。治療に際しては患者自身の指示が最優先されるため、もし患者が意思表示できなくても、事前に決めておいた治療の選択や拒否に基づいて自主性を保つことができる。

患者の意志を知ることは常に有効であるが、一方でアメリカのある州の例のように「先の方針」が法的に施行されると、深刻な問題になることもある。例えば、予測できない新しい治療法や変化していく事情に対して患者が不適切な評価を行い、客観的にみると医師を誤った方向に向けてしまう可能性があるのである。

緩和医療学会の倫理問題委員会は、1993年に「先の方針」として次のような声明を出した。

緩和医療学会　倫理グループ　「先の方針」に関する声明

緩和医療学会、倫理問題委員会、「先の方針」声明学会はホスピスで働く医師と緩和ケアチームの専門家から組織されている。主な領域は、進行期のがんと、進行期の神経変性疾患と、進行期の免疫不全症である。

私たちは終末期医療の患者に適切なケアを行うための前提条件が、患者の自主性が基本であり重要であると認識している。そのためには、慎重かつゆっくりとした傾聴と、何度も患者の希望を確認するという高度なコミュニケーション技術が求められる。この患者の自主性によって、病気の全てのステージで治療に対するインフォームドコンセントを行うという原則が実現し、それが緩和ケアの基盤となっている。緩和ケアにおけるこのプロセス作りに貢献したのが、患者が感じている一般的な医療に関する見解を文書化したものである。

1992年11月の英国医師会の声明に、「先の方針」の主題に関するわかりやすい概要が掲載されている。医師会は、そのような文書を法的に施行するのに賛同していない。私たちもこの見解に同意する。

私たちは仕事の実践のなかで、「先の方針」が法的に施行された場合、特に次の点において反対であると強調しておきたい。

1　曖昧さと誤解の範囲

「先の方針」に書かれる言葉にどれだけ注意を払ったとしても、終末期疾患や積極的治療、資質などの言葉の厳密な意味はいつも曖昧である。

2　傷つきやすい人々に対する圧迫

自分自身のことを周囲の負担だと感じている老人や慢性疾患の患者たちは、「先の方針」が法的拘束力を持つようになると、その書類にサインしなければならないというプレッシャーを感じるだろう。

3　偏見

公表された一部の「先の方針」に積極的治療に対する偏見があり、個々の患者の自主性を高めるよりむしろ限定するかもしれない。

4　安楽死との関わり

「先の方針」に法的拘束力を持たせることは、安楽死の合法化の一部であると、わたしたちは悲しんでいる。

先の方針が法的に施行される企てに反対することで、患者のために最善が尽くされると信じている。

註

註1　看護師資格取得後の、専門・上級コース。2002年以降は行われていない。
註2　がんの場合、全てのがん細胞が消えた状態。
註3　1つ目は右耳、2つ目は左耳、3つ目は聴く態度・感覚
註4　胃の形から小弩・お腹の右側、大弩・お腹の左側を指す
註5　断続的と同じ
註6　空気（酸素）がない条件下で生きている細菌による感染。土壌の中や体の深部にも存在する。
註7　看護師の行う仕事
註8　1993年当時の英国内で活動していた遺族の会
註9　同上
註10　同上
註11　同上
註12　同上
註13　同上
註14　1911年にできた英国のマクミランがん救済支援財団が養成する看護師。全英で活動している。

註15　1948年に英国のマーキュリーがんセンターが養成する看護師。1996年当時、全英に5000人以上いた。

註16　本人と家族の休息目的の短期入院。

註17　18世紀後半にドイツの医師が創始した。「類似した物は類似した物を治す」療法。

註18　英国の国民健康保険サービス。王立ホメオパシー病院もNHSである。

註19　古代ギリシアの医者ヒポクラテスによる、医師の倫理・任務などについてのギリシア神への誓い。19世紀から欧米医学界で伝承される。倫理的な部分を採って、1948年ジュネーブ宣言となった。

註20　脳の生命を脅かす脳幹の下の延髄運動神経核の障害。

註21　口から喉の下に飲み込むことの障害。

註22　自分の生命にかかわる時の意志を先に示し残すこと。

第2章　症状コントロール

◈ 概　要

この章では、終末期によくみられる苦しい症状を効果的にコントロールする方法について述べる。それぞれの症状についての評価と管理を分けて述べているが、多くの患者は同時に複数の症状を抱えている。遺族への調査によると、図２の１にみられるようにこれらの症状は主に死にゆく最後の１年に起こっている。この章では終末期医療の緩和ケア[註1]において見られる全ての症状を取り上げた。最初に、全ての症状コントロールに共通の鍵について述べる。

１）患者にどのくらい苦しいのか尋ねて評価する。

２）がんそのものによるのか、治療の副作用か、持病か、新しい病変かを考え原因を探る。

３）適切な治療を選ぶ：薬と同様に、手術や放射線療法、神経ブロック、化学療法などがある（文献２、３）。コミュニケーションや情報、精神的支えなども観察して評価する。

４）処方する際は適切に次の事項を説明する。

(a) 作用機序[註2]：例えば非ステロイド系抗炎症薬（NSAIDs）は組織感受性プロスタグランジンを産生して骨の痛みなどを減少させる。

(b) 作用時間：例えばモルヒネは12時間毎や４時間毎の投与がある。

図２の１：ケアする人の記録による、死にゆく最期の１年の症状。
（Cartwright の文献 1 から引用した）。

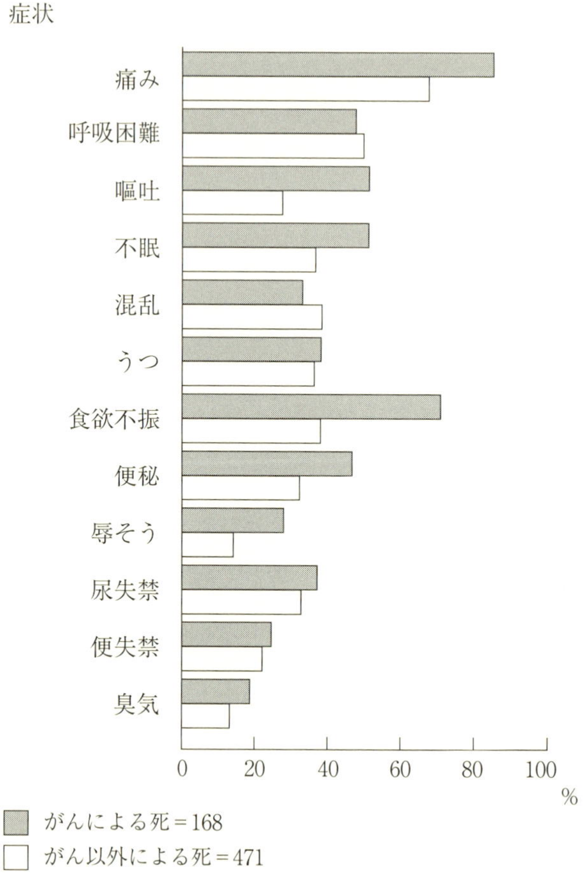

(c) 投与量の範囲：例えば下剤などは通常許容量を越えることもある。

(d) 反応：例えば抗うつ薬は14日分処方できるが、催眠剤と同時に用いると反応が早くなる。

(e) 副作用：例えばオピオイドを投与すると便秘になる。

(f) 相互作用：例えばデキサメタゾンとフェニトインは、同時に使うとコルチコステロイドの作用が弱くなる。投薬はできるだけ単独で、可能な限り経口を守る。

5）精神科的、信仰的因子を考慮する。

6）症状の原因と治療の計画について説明する。投薬などによって見込まれる効果や、起こるかもしれない副作用についても説明する。

7）治療の反応を監視し、頻繁に検査して再評価を行う。緩和ケアにおける症状コントロールの臨床記録を使ったクリニカルオーディット[註3]（臨床監査、あるいは医療監査）によって症状コントロールの評価を行って改善する。「サポートチームアセスメント計画[註4]」や「エドモントン症状アセスメントスケール[註5]」などもある（いずれも痛みを含んだ幾つかの症状を記録する際のものである）（文献４）

◈ 痛　み

痛みは複雑で不快で、感情的なものである。そのため、痛みの程度に関係なく、患者の言葉がそのまま臨床上の定義となる。終末期の痛みは、それぞれ注意を必要とする次の４つのグループに分けられる。

- 身体的
- 精神的（不安、恐怖、うつ）
- 社会的（孤独、混乱）
- 霊的（荒廃）

４つに分けた痛みだが、別の見方もできる。耐えられないほど身体が痛いときには、精神的に疲れて集中できなくなるのが当然である。社会的にも同じことで、話をしたくなくなって「出ていって、わたしを一人にして」と言うかもしれない。信じるものもなく心が荒んでいたら、絶望して「何がわたしをこんなにさせてしまったの？」と言うかもしれない。終末期の患者というのは、病態学的にはまさに肉体が破壊されていく状態であり、精神的にも社会的にもあるいは宗教的にも、壊れていくのは当然かもしれない。慢性的な痛みは、小さな傷の痛みとは異なり、予防することも有効なものもない。正確に効果的に治療することを優先すべきである。

痛みの評価

痛みの性質を明らかにするためには、特に発症、性質、程度、場所、特質（似たもの）、放散あるいは誘発する因子、消失する因子などの要素に加えて、食事や運動、便通や排尿、気分との関係などにも注意を払いながら、患者と家族から十分な話を聴く必要がある。また、身体所見のカルテ（付録3の「身体所見」参照）に、患者自身と緩和ケアのスタッフが共に記載することは、痛みを評価するうえで役立つ。異なる場所の痛みについて記述することができるので、それぞれの特徴が明らかになるのだ。進行がんでは、別々の原因によって2種以上の痛みをもつのが普通である。痛みを抑えるためには、これまでどのような鎮痛が施されてきたのかを理解したうえで、それらの処方がうまくいっていたかどうか、量は、副作用は、などの情報を聴く必要がある。患者の症状コントロールにおいては、痛みの管理が欠かせない。できるだけ副作用を少なくしながら痛みを緩和するべきである。

痛みの耐性

患者の痛みに対する耐性は、恐怖、怒り、孤独、淋しさ、不安、疲労、うつなどによって低下することがある。逆に、休息、睡眠、共感、情報、良いコミュニケーション、馴染みのある環境、ケアする人への信頼、気晴らしなどは痛みに対する耐性を上昇させる。したがって、耐性を上げるためのあらゆる手段をとって痛みに対抗すべきである。

痛みの発生

終末期医療の緩和ケアを経験した人への調査によると、がん患者の75%、がん以外の患者の69%が最期の1年間に痛みを経験していた（文献1）。痛みを感じる患者には、オピオイドの投与が欠かせない。

St. Joseph ホスピスで、激しい痛みの患者に対する調査を行ったところ、33%が少なくとも4時間毎に30mgの経口モルヒネを必要としていた。また、Bloomsbury 在宅ケアチームによる調査では、47%の患者に徐放性モルヒネが必要で、その後30〜60mgを日に2回投与することで痛みがコントロールされた（文献5）。これらの用量は一般的には控えめで、患者によってはこの10倍のモルヒネが必要になる。このように、終末期のケアを行う者にとって、患者の痛みのコントロールを有効に行うことがひとつの挑戦といえるだろう。

痛みのタイプ

痛みは、内臓、軟部組織、骨、神経、二次性の痙攣（例えば腸管や膀胱、直腸からのもの）、中枢神経系からのものに分類される。それぞれの痛みに合わせた治療が行われるが、一人の患者に複数の痛みがある場合も少なくない。そこで、表2の1に、がんにみられる痛みとその治療を示す。軟部組織の浸潤によって痛みが続く場合は、各種鎮痛剤やモルヒネを投与すれば緩和できる。しかし、骨浸潤による痛みにはモルヒネが効きにくく、放射線療法や NSAIDs（非ステロイド系抗炎症剤）などによって痛みを緩和しなければならない。また、神経障害による刺すような痛みや、灼けるような痛みに対してもモルヒネは効果がないので、三環系抗うつ薬や抗てんかん薬を投与するのが良い。NSAIDs をはじめとして、三環系抗うつ薬や抗てんかん薬は、補助鎮痛薬として使われることがある。

表２の１：がんの痛みのタイプとその治療

痛みの症状	原　因	初期治療	さらに
持続する、強い	内臓や軟部組織の浸潤	弱いときは鎮痛薬、強いときはモルヒネ	少量のステロイド、神経ブロック、放射線治療、化学療法
動きで増強する、弱い	骨転移で突然なら病的骨折	放射線治療、NSAIDs（非ステロイド系抗炎症剤）、骨切した部位、骨折の危険がある部位の固定を検討する	モルヒネ、神経ブロック、少量のステロイド、経皮電気刺激
「刺すような、灼けるような」不快な感覚変化、しばしば強い	神経破壊や圧迫による神経原性痛み	鎮痛剤、モルヒネと抗うつ薬か抗痙攣薬	大量のステロイド、圧迫なら神経ブロック、経皮神経刺激
腸管や尿路に関連する「来たり止んだり」	腸管閉塞によるがん痛、便秘、尿管仙痛	原因を取り除く、便を柔らかくする	抗てんかん剤、鎮痛剤、閉塞のときは大量のステロイドや手術
悪心嘔吐を伴う頭痛、羞明	頭蓋内圧の亢進	大量のステロイド、ベッドから頭を挙上、カルバマゼピン	NSAIDs（非ステロイド系抗炎症剤）、放射線治療
持続する強い痛み、時に「拍動性」、オピオイドに反応しない	炎症、特に頭部や頸部の腫瘍による	広域抗生物質	NSAIDs（非ステロイド系抗炎症剤）、排膿

世界保健機関方式の痛みのコントロール

終末期医療において、患者の痛みがオピオイドで抑えられるなら積極的な投与を推奨している。

- By the mouth（経口で投与する）：可能ならこれが最適。
- By the clock（時刻を決めて投与する）：投与する前に痛みが再び現れてしまうと、不必要な苦痛や耐性を起こす（文献６）。そのため、痛みを感じる前に規則的に薬を投与しなければならない。徐放性ではないモルヒネとコデインの投与は４時間毎が適している。

- By the ladder　階段式に増やして投与する。図２の２を参照。

図２の２：WHO 三段階除痛治療ラダー

3　強オピオイド＋非オピオイド鎮痛薬
± 鎮痛補助薬

痛みの継続や増強

2　弱オピオイド＋非オピオイド鎮痛薬
± 鎮痛補助薬

痛みの継続や増強

1　非オピオイド鎮痛薬
± 鎮痛補助薬

弱い痛み

次のような軽い鎮痛薬だけで良い。

- アセトアミノフェン錠500mg を日に１～２回、４～６時間毎
- アスピリン散剤300mg を日に１～２回、４～６時間毎

アセトアミノフェンは、平滑筋の痛みや軽度のがんの関連痛など、さまざまな痛みに効く。４時間毎に１g 用いても副作用はなく、１日に４～６g 用いても肝毒性の報告はない（文献７）。また、アセトアミノフェンは解熱効果がある。アスピリンは有効だが副作用で胃を刺激する。弱い痛みがしつこく続く時は弱オピオイドが良い（文献８）。WHO ラダーの２段階めである（図２の２）。弱オピオイドの例として次のようなものがある。

- ココダモール錠◇（リン酸コデイン８mg とアセトアミノフェン

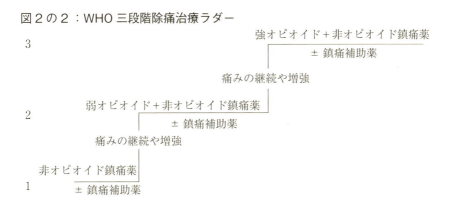

500mg） 1～2錠を8時間毎。

- リン酸ジヒドロコデイン錠※1 30mg、1～2錠を4時間毎。
- デキストロプロポキシフェンカプセル◇塩酸塩65mgと同値、1～2錠を4～8時間毎。
- デキストロプロポキシフェンとアセトアミノフェン（コプロキサモール、32.5mgのデキストロプロポキシフェン、325mgのパラセタモール、2錠、4～8時間毎）。

リン酸ジヒドロコデインはモルヒネの1/10、デキストロプロポキシフェンは1/6の力価である。後者は半減期が長いため、腎機能の落ちた患者は蓄積されやすい。

経験豊富な緩和医療専門家は、患者の痛みが続くときにはWHOの2段階めを飛ばして強オピオイドを少量使う（文献5、9）。弱オピオイドは副作用が強いためという。

強い痛み

終末期医療の緩和ケアにおいて、弱い鎮痛薬の効果は長く続かないのは明らかで、強オピオイドを使うことをためらってはいけない。これはつまり、WHOラダーの第3段階である。

残念なことに、これらの薬剤は眠り込んだり、呼吸を抑制したりする怖れがあるために使うのを控えられている。しかし、緩和ケアにおいて強オピオイドを使わないのは適当ではない。もし嗜眠が起きたとしても、すぐに目が覚める。オピオイドを規則的に投与すれば痛みはコントロールされ、耐性はほとんど見られない。また、痛み自体が生理学的に呼吸抑制に拮抗するので、オピオイドによる呼吸抑制はほとんど問題ない。

オピオイドの使い方のガイドライン

オピオイドは、病気の後期よりもむしろ少し早めに、適切な強さで投与される方が良い。痛みを抑える投与量を確立したら、規則的に投与しさえすれば確実に吸収される。量に関しては、吐き気や便秘などの副作用をコントロールして監視する（文献10）。

オピオイドの経口投与

通常は経口で投与する。硫酸モルヒネは、さまざまな痛みを緩和する薬剤として、すでに多くの経験と研究によってその効果が実証されている。多くの場合溶液か錠剤で4時間毎に投与するが、徐放性なら1日に2回の投与で効果がある。経口モルヒネの錠剤と溶液の例を表2の2に示す。

表2の2：モルヒネ処方の例

モルヒネ溶液（例えば経口溶液）2mg/ml
モルヒネ濃縮溶液（例えば、オラモルフ濃縮経口溶液）20mg/ml ＋較正ドロッパー
硫酸モルヒネ（例えば、縫合錠剤）は、10mg および20mg の錠剤として入手可能
徐放性モルヒネ硫酸塩（例えば、MST 錠剤、SRM- ロータード錠剤）10mg、30mg、60mg、100mg および200mg の錠剤、または懸濁液として入手可能

医師によっては優先的に投与する人もいるジアモルフィンとヒドロモルフォン◇（アメリカでは広く用いられているが英国では多くない）は、モルヒネと同力価ではないことに注意してほしい。溶液に調合される場合、ジアモルフィンはモルヒネよりも不安定であり、貯蔵期限も短い（文献11）。商品のなかには防腐剤を含んでいるモルヒネもある。ジアモルフィンとヒドロモルフォンは皮下投与する（70ページ「非経口投与」参照）。これら以外のオピオイドはあまりメリットがない。ブプレノルフィンは部分的アンタゴニスト（拮抗剤）であり、他のオピオイドと同時に使うべきでない。また、ペチジンとデキストロモラミド◇とペンタゾシンは半減期が非常に短く、がんの激しい痛みには適さないうえ、副

作用も報告されている。換算の助けとして、付録2に経口投与における他のオピオイドとモルヒネの効力比を示す。

オピオイド量の決定

オピオイドの初期量はそれまでの鎮痛剤の投与量、腎機能、痛みの強さに応じて決定する。弱オピオイドで痛みが和らがなくなったら、患者の年齢、体重、それまでの薬物治療などに応じて、モルヒネ溶液5〜10mgの4時間毎で始める。モルヒネの用量は患者の痛みに応じて決定すべきで、痛みが強くなるようなら、10〜15mgの4時間毎に増量し、その後は24時間ずっと痛みが止まるまで5mgずつ増やしていく。痛みが取れたときの量が適切な用量となる。20mg以上は、4時間毎に10mgずつ、100mg以上は4時間毎に20mgずつ増やす。徐放型のモルヒネ錠剤に変更するときには、経口で24時間の用量を2回にわけて12時間毎に投与する。例えば、20mgモルヒネ溶液を4時間毎に投与していたならば、12時間毎に60mgずつの徐放型錠剤に変えても痛みは取れる。

オピオイドの直腸内投与

嘔吐や嚥下困難、あるいは衰弱や吸収不良の疑いによって経口によるモルヒネ投与が不適切な場合は、直腸内投与を考える。モルヒネの挿入・吸収を妨げるような病変が直腸や骨盤内に無ければ、経口投与とほぼ同じ効果が得られる。このとき、投与量は経口時と同じ量を用いる。モルヒネ座薬は10、15、20、30mgがあり4時間毎に使う。オキシコドン座薬◇は1日3回まで屯用[註6]で用いることができる。認可されていない方法だが、硫酸モルヒネの徐放錠は直腸投与でも有効とされている(文献12、13)。

非経口投与

経口も直腸投与も適当でないとき、注射を使って投与する。ジアモルフィン[※2]は少量の溶液でも溶けるので注射に適している。また少量の場合はヒドロモルフォン※3（アメリカとカナダで使われている）が良い。3 mgの経口モルヒネと同力価にあたるのは、非経口ジアモルフィンなら lmg、非経口ヒドロモルフォンなら0.2mg、非経口モルヒネなら1.5mgである（付録2を参照）。

非経口投与にあたっては皮下注射が好ましい。25gの細い針で皮下注射すれば筋肉注射と同様の効果がある。静脈注射はジアモルフィンの耐性が起こるとされているので避ける。4時間毎の注射が必要なときは、シリンジドライバーなどの輸液器具を用いる。

シリンジドライバーが無い場合は、地域のホスピスやサポートチーム、マクミラン看護師や病院などから借りる。ジアモルフィンの24時間分の量を（必要なら制吐剤を加える）10m1のシリンジに入れ、ドライバーに接続して翼状針のついたルートを満たして接続する。シリンジの数値目盛りを通常24時間以上かけるようにセットする。浮腫のある患者を除いて、翼状針を皮下（通常は前胸部）に刺入する。

これが、総投与量をより少なく抑えつつ、持続的な痛みを最もよくコントロールできる方法である。シリンジは1日毎に詰め替え、翼状針は2～3日に1回刺し替える。時に針の周囲に局所的腫脹がみられる。普通はモルヒネのためではなく併用した制吐剤や他の薬のためによると考えられる（文献14）。

オピオイドの脊髄内投与

非常に激しい痛みがあるにも関わらず、オピオイドの投与で酷い副作用が起こる患者に有効である。末梢神経の痛覚の求心路は脊髄後角で終結していて、高濃度のオピオイド受容体を経て脳へと伝えられる。そのため、この領域にモルヒネなどのオピオイド受容体を投与すれば痛み刺激の伝達を抑制する。結果として、少量のオピオイドで痛みをコントロールできるようになる。硬膜外カテーテルか髄腔内カテーテルを挿入し、Port-a-Cathシステム註7のような髄腔内システムか、完全にコンピュータ制御されたポンプにつないで行う。これらのシステムは、ボーラス投与[註8]にも持続投与にもさらに、持続投与と患者自己調節のボーラス法の併用にも使える。投与する薬物は、吸収率の遅い硫酸モルヒネ[※4]、溶けやすくて高濃度で使用できるジアモルフィン、骨の痛みに効くフェンタニルやブピバカイン、神経周囲の浮腫を減少させるステロイドなどである。この方法で投与するには、カテーテル留置技術に習熟した医師と脊髄カテーテル治療を理解する看護師が必要である（文献15）。

オピオイドの経皮吸収剤

フェンタニルパッチは主にアメリカで使われ、その効果が72時間以上持続する。投与するのが簡便なことと作用時間が長いことから好む患者もいる。がん患者の痛みに有効に作用してコントロールできるので、英国でも試用されている。凝固障害や免疫抑制がある患者にも適している。しかし、費用が高額なうえに、作用発現や作用測定はもちろん副作用発現にも時間がかかるため、さらに情報が必要である（文献16）。

オピオイドの吸入

吸入モルヒネは主に呼吸困難のコントロールに効果的で（79ページ「呼吸困難」を参照）、術後の痛みを抑えるためにも用いられる。一方で、重度のうっ血性心不全や昏睡状態の患者には適さない。痛みに対してはさらに研究が要される（文献16）。

オピオイドの副作用

オピオイドを投与すると、最初は約３分の１の患者に悪心や嘔吐などがみられる（文献12）。これは用量に関係しているので、制吐剤（87ページ表２の４を参照）を投与することで抑えられ、約１週で消えていく。また、ほとんどの患者に便秘が起こる。オピオイドを摂取している患者には定期的に緩下剤を処方する必要がある。いったん便秘になると扱いにくく、大きな苦痛になる可能性がある（88ページ表２の５を参照）。また、約40％の患者に口腔内乾燥が起こるため、氷片や凍らせた果物ジュース、パイナップルのかけらや凍らせたスポーツドリンクなどを用意し、数滴のジンとともに口に含むと良い。セデーション（意識低下）は約20％の患者に起こるが、これも用量依存性で普通ならだいたい5～7日で消失する。他にも、投与量を急に増やすと、発汗、めまい、霞眼、混乱、幻覚、ミオクローヌス（筋肉の収縮）などが起こることがある。

オピオイドを過剰摂取した時は、呼吸困難に陥るのを防ぐためにナロキソン0.2～4.4mgを繰り返して静脈注射する必要がある。ナロキソンはほとんどのオピオイドよりも作用が短いからである。

補助薬としての鎮痛剤

終末期における激しい痛みをコントロールするためには、オピオイドが最も有効であるので、他のものは特別なタイプの痛みか、補助として用いられる（66ページ表2の1を参照）。

骨性の痛み

この痛みは、通常は肺や乳房、前立腺、甲状腺などの原発巣から骨に転移することで起こることが多いが、骨自体が原発巣の場合もある。身体を動かしたり圧迫したりすることで、掘るような鈍い痛みが強くなる。

痛みを和らげるのは別として、最も効果的な治療法は放射線治療で、病変を後退させることができる。NSAIDs（非ステロイド系抗炎症剤）を投与すれば、骨に抗プロスタグランジンとして作用して痛みをとる。NSAIDsは化学構造による7つの分類があり、ひとつに反応がない患者も他のものに反応することがある。一般的に、効果の大きい薬は副作用も大きい。終末期の緩和ケアに使えるのは、ナプロキセン（1回250～500mgを1日2回）、イブプロフェン（400mgを1日3～4回）、フルルビプロフェン（50～100mgを1日3回）、ジクロフェナク（25～50mgを1日3回）、インドメタシン（25～50mgを1日3回）である。

ステロイドもまた効果がある。この場合、通常は1日8mgのデキサメタゾンの投与から開始し、痛みが取れたらゆっくり減量してもよい。

慢性的にステロイド剤を投与された患者は胃潰瘍のリスクが倍増するというデータがあるが、これはNSAIDsとの併用で起こるとされている（文献17）。したがって、胃潰瘍のリスクがあればラニチジンを1日2回150mg投与すると良い。

骨破壊を抑制するビスフォスフォネートは進行性の高カルシウム血症の管理に用いられるが、骨の痛みを抑えたり骨折を防いだりする効果があると報告されている。とはいえ、骨に痛みを感じたら骨折を防ぐために固定すべきで、骨折の危険が高い患者やすでに骨折している患者は手術を受けたほうが良い。危険だと考えられる患者に関しては、整形外科の協力を仰いだほうがよい。麻酔技術もまた、骨の痛みのコントロールにおいて効果がある。

神経原性の痛み
――痛覚求心路遮断によるもの、交感神経関与によるもの

神経からもたらされる痛みは激しく、時にジセステジア（痺れなどの不快な異常感覚）、カウザルギア（灼熱感、燃えるような痛み）、アロディニア（過敏痛、普通は痛みを起こさない刺激による痛み）などの異常感覚を伴う。患者は、例えば痺れのある場所などに痛みを訴えたり、または衝撃痛や拍動痛を訴えたりする。検査を行えば、頻繁ではないものの異常運動や反射異常がみられるかもしれない。神経原性の痛みを引き起こす原因はがんの浸潤や圧迫である。ただし、ヘルペスによる神経痛のような、がんと直接関係のないものや、化学療法や放射線療法、手術などによって起こるものもある。

緩和ケアにおいて最も痛みに効果が認められているオピオイドは、神経原性の痛みにはあまり効果がない。そのため、アミトリプチリン（25mgで開始して次第に100mgまで増やす）、イミプラミン、クロミプラミンなどの三環系抗うつ薬を加えるとよい。これらの薬効は気分に対するものだけではなく、痛み、特に灼熱感の痛みに有効である。なかには1週間程度で効果が現れるものもあるが、これら三環系抗うつ薬の効

果には一定の時間がかかるため、6週間薬を増量して投与したうえで効果について判断する。

他にも、抗てんかん薬の多くは神経原性の痛みに有効で、特に衝撃痛や拍動痛に効く。代表的なものとして、カルバマゼピン（100mgを夜に、必要に応じて12時間毎に400mgに増量する）、バルプロ酸ナトリウム（200mgを1日2回で開始し、必要に応じて400mgを1日3回まで増量する）、フェニトイン、フレカイニド（100mgを12時間毎）、クロナゼパムなどがある。いずれの抗てんかん薬についても、抗うつ薬と同様にゆっくりと増量し、1週間以内に反応を見る。

また、局所麻酔薬のリグノカインが、全身性または脊髄性のオピオイドが効かないがん患者の神経原性の痛みに効いたという報告がある。他にも、神経の圧迫による痛みを感じている患者に対しては、デキサメタゾン（1日に16～24mg、午後6時以降は避ける）も用いられる。投与量は症状をコントロールできる最少量にするのが望ましい。また、場合によっては神経ブロックも考慮すべきである（文献18）。

経皮的電気刺激（TENS）

痛みを抑制する理論のひとつであるゲートコントロール理論[註9]は、太い痛覚求心路[註10]を刺激することによって末梢の痛み受容体の働きを抑制し、痛みを脳へと送らせないようにするというもの。この理論に基づく経皮的電気刺激（TENS）[註11]だが、内因性オピオイドを産生して鎮痛を助けるとも考えられている。TENSはバッテリー駆動のポータブルな電気刺激装置で、痛みのある部分の皮膚に微小電極を貼り付けて使用する。結果はまちまちだが多くのタイプの痛みに用いられており、副作用はない（文献19）。骨転移や関節痛や内臓痛のような組織障害による痛みには、持続的な刺激が適していて、神経原性の痛みにはパルス鍼治療[註12]のような刺激が適しているという示唆もある（文献9、19）。ただし、最適な電極の位置や刺激の強さなどはすぐには分からないため、患者とともに試行錯誤しながら最良のものを見極めなくてはならない。

症　例

患者女性、P氏は4年前に退職した夫とともに暖かい田舎に移り住んだ。そうして9ヶ月前まではその人生を楽しんで暮らしていたが、低位の背部痛と骨盤内の深部痛が始まった。地域の医師が理学療法を施したが、身体を動かしたおかげで痛みが増し、次第に動けなくなってしまった。6ヶ月後、痛みが改善しないため、受診目的でロンドンに戻った。ロンドンの病院で撮影したX線写真により、転移巣が腰椎と仙骨と右骨盤骨に散在しているのが発見され、組織生検で原発不明の悪性所見が判明した。その後の放射線治療によって痛みはとれたものの、動けずにいた6ヶ月の間に右下肢が弱っていたためSt. Joseph'sホスピスに入院した。入院時、彼女は右骨盤骨の痛みに苦しめられており、少しの動きでも悪化した。局所的な骨の圧痛があり、右足首には放散する激しい神経原性痛があった。その痛みを取るため、モルヒネ10mgを1日に2回投与しても効果はなかった。やがて、麻痺性の膀胱拡張による排尿障害と右下肢の弛緩性不全麻痺があらわれた。経口モルヒネを1日40mgで4時間毎に増量した。同時に、NSAIDs（非ステロイド系抗炎症剤）のフルルビプロフェン100mgを1日3回、デキサメタゾンを1日12mg投与され、カテーテルも挿入した。これによって痛みは大きく和らいだが、完全にはとれなかった。そのため、脊髄腔内神経ブロックが行われた。こうして彼女は痛みから完全に解放され、モルヒネとデキサメタゾンは減量した。彼女は1日のほとんどを椅子に座って過ごし、さまざまな手芸を楽しみながらくつろいだ状態で3ヶ月を過ごすことができた。全身状態はゆっくりと衰弱したが、最後まで痛みを感じることなく穏やかに亡くなった。

筋肉痙攣

これは非常に痛い。治療には、理学療法とともにバクロフェン（5 mgを8時間毎）やジアゼパムのようなベンゾジアゼピン系を使う。後者は嗜眠を生じることがあり、可能なら2～5 mgを1日3回、夜に10mgの範囲で投与するのがよい。夜間の筋肉痙攣を起こさないようにするためには硫酸キニーネ（夜300mg）を使い、末梢神経性の痙攣には神経ブロックが良い。

仙痛や平滑筋攣縮性（径縮）の痛み

この痛みは、腸や尿管、胆管などが部分閉塞することに伴うものである。例えば便秘など、痛みの原因となるものは治療する（66ページ表2の1を参照）。それでも痛みが取れないときには、スコポラミンハイドロブロマイド※5のような抗てんかん薬の舌下投与や、ブチルスコポラミン臭化物◇（10〜20mgを1日4回、または30〜180mgを24時間で皮下注射）を投与するのが良い（87ページ表2の4を参照）。ただし、これらを継続的に投与していると、嗜眠や口腔乾燥、霞眼や尿滞留などの副作用を生じることがある。

頭蓋内圧の亢進

頭蓋内圧が高まると、神経学的障害と同時に激しい頭痛や頸部硬直、嘔吐などの症状が起こる（表2の1を参照）。原因が頭蓋内の悪性腫瘍によるものならステロイドの大量投与を試みるのがよい。ステロイドは脳血流を増やして虚血を改善し、同時に脳脊髄液を減少させて頭蓋内圧を下げる。デキサメタゾンを投与する場合は、1日16〜24mg程度を試すのが良い（緩和医療専門のベテラン医師が1日に96mgの大量投与を試みたことはある）。ステロイド系で効果があれば2〜3日以内に反応がみられるはずで、もし6日以内に反応がなければ投与は中止する。それ以上長く続けると、中止後に次第に離脱症状[註13]がでてしまう恐れがある。

反応（時に劇的に効く）があるなら、デキサメタゾンの投与を続けてゆっくり減量する。そうでないとクッシング症候群[註14]などの副作用が現れる。減量は症状を観察しながら行い、効果と副作用のバランスをとりながら投与量を調整する。

また、デキサメタゾンの大量投与を継続している間は、特に弱った患者は口腔カンジダ（口内炎）などの真菌感染が多くみられる（治療については95ページ「ただれと口腔乾燥」を参照）。尿糖や高血糖も増加するので定期検査を行うべきで、確証はないが刺激性や消化性の胃潰瘍も多い。潰瘍化が疑われたり危険因子があったりするときやNSAIDs（非ステロイド系抗炎症剤）を同時に使っているときは、ラニチジン150mgを1日に2回投与する。

脳腫瘍が増大し続けているときは、ステロイドを投与しても再び症状が戻ってくる。そのときは、鎮痛剤か制吐剤による治療を行う。一般的にはモルヒネよりもNSAIDsのほうが有効である。脳腫瘍の患者には抗てんかん薬による治療が求められるが、抗てんかん薬はデキサメタゾンの効果を減少させることに注意を払う必要がある。

感染と潰瘍

感染による蜂巣織炎や膿瘍は抗生物質を投与し、必要なら手術して排膿する。褥そうや潰瘍、きのこ状病変は非常に痛い。症状の元凶である腫瘍が化学療法に反応して後退するならこれらの症状も改善するが、化学療法の副作用がさらに問題となって重なってくる。排膿や処置の前には短い作用のオピオイドを投与したり、亜酸化窒素（笑気ガス）や酸素を吸入させたりするのが良い。

痛みの他の原因

終末期となって緩和ケアを受ける患者には、病気とは直接関係のない苦しみや痛みがある。例えば、歯痛や骨格筋症状をはじめ、血栓性静脈炎、便秘、痔、さまざまな感染症などである。患者が死を目前にしているからといって決してなおざりにせず、それぞれの専門治療を行うべきである。

症　例

患者男性69歳、S氏。彼は妻に先立たれ、二人の子供は結婚して独立していて一人暮らしであった。3ヶ月前に進行した肺原発の扁平上皮がんと診断された。手術は不可能で、トイレまで歩いて行くだけでも息切れがした。彼は10代の頃から煙草を吸っていた。診断を告げられたとき、彼はすぐに静かな死を望み、ホスピスに入った。入院後、胸痛と呼吸困難は少量のオピオイドでコントロールされた。しかし一番の問題は、寝ている時に起こる下肢の虚血による痛みであった。すでに数年間、彼はこの痛みに悩まされていたのであるが、長年煙草を吸いつづけたために手術に適応があるとみなされなかった。しかし、痛みはさらに増していき、残された生活を短くするおそれがあったので、専門の麻酔医によって下肢の交感神経ブロックが施された。これによって症状は劇的に改善した。痛みが完全に消えたおかげで何年間もできなかった熟睡ができた。そうして亡くなるまでに残された数ヶ月間、生活の質を豊かに保つことができたのである。

◈ 呼吸器症状

呼吸困難

〈定義と発症〉

呼吸困難は息をするのが苦しく難しいことである。終末期の緩和ケアを体験した人への調査では、亡くなる1年前で患者の50%以上にみられ、時間とともに増えていく。原発性、もしくは転移による肺がんの患者（文献20）だけでなく、慢性閉塞性呼吸器疾患や喘息などの病歴のある患者は特に呼吸困難を生じやすい。呼吸困難をもつ患者は、そうでない患者に比べて短命であると報告されている（文献21）。

〈評価〉

呼吸困難の症状を確かめるには、発症、タイミング、重症度、関連する症状（ぜい鳴や咳）、悪化または軽減される因子などに関して、患者と家族から十分な聞き取りを行う。呼吸困難の原因はさまざまで、発症に伴ってさまざまな症状が現れてくる。表２の３に示す。

表２の３：終末期呼吸困難の一般的な原因

機械的因子	肺内の病変：原発性もしくは転移性腫瘍、中皮腫、がん性リンパ管症、肺虚脱または肺硬化、肺炎、肺気腫、慢性閉塞性肺疾患、喘息、気管支痙攣、放射線治療後の線維化
	肺外の病変：胸水、腹水、肝腫大、縦隔や傍気管リンパ節の腫大、上大静脈閉塞、心膜滲出液
呼吸ガスの拡散障害	肺塞栓、肺水腫、虚血性心疾患
生化学的因子	貧血、尿毒症
精神的因子	不安、恐怖、うつ、過換気症候群、（特徴は呼吸困難とともに、打診時の蟻走様微痛感、振戦、立ちくらみ、めまい、時に発汗、動機、狭心症などがある）

〈治療法〉

患者が著しい低酸素状態のときは酸素を投与する。患者に呼吸器疾患の病歴がないときは100％酸素をマスクで、もし現在または過去に二酸化炭素の滞留をともなう慢性閉塞性肺疾患があるなら24％酸素をベンチュリーマスクで投与する（文献22、23）。また、患者が低酸素でないのに呼吸困難を訴えるときにすぐにできることとしては、扇風機を使ったり窓を開けたりして患者の顔に空気が当たるようにすると良い。扇風機の前に氷を置くと冷たい風を当てることができる。話をしたり、マッサージをしたり、座らせたりするなど、何か気を紛らわすことも良いかもしれない。

何か他の、例えば心不全や感染症、上大静脈または気管の閉塞や喘息といった原因がある場合は適切に治療しなければならない。終末期にお

ける呼吸困難の主な治療を次に挙げる（文献22～25）

- 気管支拡張剤――ネブライザー（吸入器）を使って吸入で投与する。気流の閉塞に最も有効であり、気道閉塞が明らかでないときに用いても肺の容量を増やす。
- オピオイド――少量で自覚的呼吸困難が取れ、不安を和らげ、胸膜炎による痛みを消し、心不全を改善させる。リンパ管症のような肺の病態生理にともなう呼吸困難は、モルヒネネブライザーで軽減する。5 mg を 4 時間毎の投与で開始するのが一般的である。
- ステロイド――気管支攣縮や肺水腫、縦隔腫瘍やがん性リンパ管症を改善する（デキサメタゾンを 1 日 8 ～24mg で開始して、症状がコントロールされたら減量する）。気管や上大静脈の閉塞にはデキサメタゾンをただちに投与する。
- 抗生物質――肺炎による呼吸困難に用いる。肺炎症状が生活の質の妨げになるときや、咳や発熱が問題になるときに有効である。生活の質を上げるのではなく、単なる延命になるなら使わない。
- 酸素――著しい低酸素のときは大切である。家庭で使えるので、例えば呼吸困難が改善して患者の生活の質や行動に有益だというそのときと場所で用いる。在宅酸素は注意深く計画をする。最終末期になってから酸素の円筒ボトルや濃縮器を導入することは、患者にとってはわずらわしく、しかもほとんど効果がない。
- 理学療法――咳の練習、体位変換喀痰排出、蒸気吸入、振動、強制呼気などは気管支分泌を促すのに適しているが、患者が疲れるまでさせるべきではない。呼吸の練習は、速い胸郭呼吸ではなく、ゆっくり横隔膜を使う腹式呼吸の方法を指導する。腹式呼吸は肺尖部ではなく肺底部に効果的で、効率的に酸素を取り込んで二酸化炭素を排出するからである。在宅ケアの家族にはマッサージを教える。
- アトロピン――スコポラミンハイドロブロマイドは過度の気管支分泌を減少させ、意識のない患者の最期に出る大きな音（死前ラ音）[註15]を抑える。これは患者よりむしろ周りで聴いている家族のほうが苦しいことを考慮すべきである。両者は鎮静剤なので、雑音を完全に取り去ることはできないかもしれない。スコポラミンハイドロブロマイドは1回0.4～2.4mgを24時間皮下注射で投与する。

- 精神科的薬剤――呼吸困難に伴う不安を抑えるのに効果があるが、傾眠になるので少量投与する。ジアゼパム（1回2～5mg、1日3回）が良い。お酒の類も良い。
- 局所麻酔薬の吸入――肺内の神経受容体を遮断して、気管支拡張させる効果があると考えられており、前述の方法がとれない時などに有効である。肺胞へ十分に行き渡らせるために、ジェットか超音波ネブライザーを用いて粒子を小さくする。リグノカインは美味しくないので、薬効が同じブピバカイン（0.25～5％、1回5mlを4時間毎に吸入）を使う。
- ヘリウムと酸素（80％対20％）――まれに使う。密度が空気よりも薄いので、1回の呼吸で得られる酸素の量が増加して、悪性の気管狭窄による呼吸困難の助けになる。
- プロスタグランジン抑制剤――評価はまだであるが、ボランティアへの投与によってインドメタシンが息切れを抑制する効果がみられた。
- 緩和的処置――患者の腫瘍に放射線療法や化学療法が有効ならば用いる。気管支閉塞や気管支腫瘍を緩和するには、レーザー治療を行うかシリコンまたは金属のステントを使うのが良い。胸水貯留による呼吸困難に対しては胸水穿刺を行う。全てに当てはまるわけではないが、輸血は貧血に伴う呼吸困難に効果的なこともある。これらの処置を行うにあたっては、患者と家族にその利益と危険について十分に考えてもらう必要がある。

患者が過換気症候群かどうかを確認するには、過換気誘発試験を行うのが良い。試験で20回程度深呼吸してもらい、患者を過換気状態にすることで呼吸困難の症状が再現されるかどうかを観察する。紙袋のなかで再呼吸して症状が緩和すれば、診断と治療の両面の意味がある。

咳

咳は、煙や埃、煙草、厳しい寒さ、熱さ、乾燥といった空気の状態などの外的刺激、腫瘍浸潤か、喉頭炎、気管支炎、肺炎など気道に沿ったどこかの呼吸器感染、気管支痙攣、鼻や口、咽頭の病変部からの液の浸出、肺がんや肺水腫による左側の反回神経の炎症などによって起こる（文献24、25）。

患者の多くは咳止めシロップを求めるが、それほど効果がない。咳の治療の多くは呼吸困難の場合と同じである（80ページの「治療法」を参照）。さらに、オレンジやカシスなどのジュースを温めて飲むと落ち着く。特に、痰が多い場合には蒸気を吸入すると効果がある。ベンゾインチンキやメントール、ユーカリ香料などを含んでいてもいなくても良い。気管支拡張剤や局所麻酔薬を吸入しても良い。

咳抑制剤が必要な場合は、コデインシロップが最適である。オピオイドの投与は痛みや呼吸困難を制御するだけでなく、咳を抑えるうえでも効果的だが、咳を抑えるためにコデインシロップとモルヒネを両方投与する必要はない。少量のモルヒネを処方しても良い。

エフェドリンやそれを含むものは、尿うっ滞を引き起こす危険があるために避ける。咳にともなって粘液膿性痰が出る場合は、クロラムフェニコール（1回250〜500mg、経口、1日4回）か、アモキシシリン（1回250〜500mg、1日3回）などの広域抗生物質を2〜3日処方すれば改善する。

肺水腫にともなう泡沫状喀痰の咳には、フロセミド（1回40mg、1日2回）のような利尿剤を用いる。もし急性なら注射するのも良い。

長引く咳の患者のほとんどは身体を支えてもらうと楽になるので、呼吸困難と同じように理学療法も助けになる可能性がある。

◈ 消化器症状

悪心と嘔吐

悪心や嘔吐の原因はさまざまだが、患者はめまいや頭痛や発汗のために弱ってつらく感じる。原因としては、オピオイド、ジゴキシン、サイトトキシン、NSAIDs（非ステロイド系抗炎症剤）、ステロイド、エストロゲンといった薬によるもの、放射線療法、高カルシウム血症（105ページ）や尿毒症といった生化学的なもの、尿路感染症などの感染によるもの、胃炎、胃管流出障害、腸管閉塞、ひどい便秘、頭蓋内圧の亢進、前庭障害、咳、恐怖や不安（文献26、27）などがあげられる。

可能なら、悪心嘔吐を起こすと思われる薬の投与を止める。その薬がどうしても必要なら、悪心を減少するような方法で投与する。例えばアスピリンやプレドニゾロンに対しては腸壁をコーティングしてくれる薬を同時に投与する。

胃　炎

消化不良は、アルミニウムやマグネシウムを含む制酸剤によって緩和される。例えばガビスコン錠◇を噛むか、就寝時と食後に1回10mlの溶液で投与する。またはアシロン◇かダイオボル懸濁液◇を食前と就寝時に1回5～10ml投与する。症状が強い場合は、胃酸の過分泌を減少させる薬、例えばシメチジン（1回200mg、1日3回）やラニチジン、オメプラゾールを投与すると良い。

食道逆流

ムカイン懸濁液[※6] 1回5～10mlを食前15分と就寝時に投与するか、胃炎の薬であるアルギコン錠◇、懸濁液などが適している。オメプラゾール（1日1回20～40mg、4週間）、シメチジン（1回200mg、1日3回）、ラニチジン（300mgを夜に）も、症状を緩和する。胃、十二指腸潰瘍はこれらの薬で治療する。

胃管流出障害と潰瘍症状群

これは、肝腫大や大きな腹部腫瘍によって起こる。胃がん（特に増殖性胃壁炎）でも起こる。常に膨満感があり、食道逆流による悪心と胸やけもある。量が多い、あるいはこってりした食事を避け、少量の水分や柔らかい食事を提供する。制酸剤とメトクロプラミドが良い。

中枢系の嘔吐

頭蓋内圧を下げるデキサメタゾンを使う（77ページ「頭蓋内圧の亢進」を参照）。薬の効果によって頭蓋の内圧は下がるが、腫瘍自体が増大するため数週間で効果がみられなくなる（ゆっくり増大する腫瘍なら数ヶ月間効果があることもある）。デキサメタゾンの効果は一時的であり、症状がもどったら薬を続ける目的はほとんどない。

恐怖と不安

精神的に張りつめていることが悪心嘔吐の原因であると考えられる場合は、患者と家族の不安や恐怖についてよく話し合う。管理については111ページ「恐れと不安」を参照。

腸閉塞

手術が適している場合もある。例えば、患者があと数ヶ月は生きられると考えられ、患者も手術を受ける意思があり、手術をすれば症状を改善できるとして医療チームが同意している場合である。しかし、普通は終末期の患者に対する手術は適切でない。患者はすでに手術を行っていることが多く、手術をしても効果がないかもしれない。そうなると、手術のためにさらにつらくなってしまうかもしれないからである。

手術ができなくても、対症療法によって悪性閉塞の症状コントロールは可能。痛みと悪心は鎮痛剤と制吐剤の直腸内投与や注射を用いる。注射が定期的に必要ならシリンジを使って持続皮下投与をする。これらの投薬によって嘔吐が１日に１～２回続く患者もいるかもしれないが、痛みも悪心もとれる。

メトクロプラミドやドンペリドンのような胃腸機能調整剤は、腸閉塞による嘔吐には使わない。腸疼痛や腸閉塞による嘔吐にはスコポラミンハイドロブロマイドを用いる。経口で1日に60～200mg 投与するか、注射で20mg 投与するか、多の薬剤と混ぜてシリンジで1日40mg（上限は80mg）を皮下注射する。ブチルスコポラミン臭化物も効果がある。患者はしばしばモルヒネを必要とするような痛みが続いている。

経鼻胃管や経静脈的水分補給はほとんど必要ないが、口腔ケアを行って粘膜を潤すことが大切である。

制吐剤

表2の4に示す。なかには2種類の主作用の違う制吐剤を必要とする患者もいる。デキサメタゾンは他の薬の作用を助けて腸閉塞の浮腫を減少させる効果があるため、第2選択として使用する。

便　秘

終末期に頻繁に見られる。便の詰まりは腹部の悪性腫瘍を疑わせる。つまりが緩和すると腸管の動きが回復し、状態は劇的に良くなる。

腸の詰まりには、無活動、衰弱、脱水、食事摂取の低下、低線維食、腸を狭くするようながんの直接の影響、高カルシウム血症、神経障害などの原因がある。また、オピオイド、鉄剤、抗てんかん薬、利尿剤、ビンクリスチン、スコポラミンのようなムスカリン拮抗剤の副作用としても便秘が起こる。

排便習慣や便の特徴、腹部や直腸の変化などを明らかにするには、診察をきちんと行い、評価する必要がある。

便秘の症状管理の主要な選択肢を、表2の5にフローチャートで示す。腸閉塞の可能性があれば、痛くならないように主に柔らかくする作用のもの、例えばドキュセートナトリウムやラクツロースを使う（文献28）。終末期にはたいてい大量の下剤が必要になる。患者はあまり多くの水分

表２の４：制吐剤

一般名	作用部位	1日の投与量	投与法	注意すべき事
シクリジン◇	嘔吐中枢	100〜200mg	経口､皮下	第一選択。抗ヒスタミン作用で傾眠や口腔乾燥が起こる。混合すると結晶化することがある。
ハロペリドール	化学受容体	1.5〜15mg	経口、皮下	第一選択。点滴など広い使用方法がある。大量投与すると錐体外路症状を起こす。
メトクロプラミド	上部腸管化学受容体	30〜100mg	経口、非経口	胃腸の閉塞にはすすめない
ドンペリドン	上部腸管化学受容体	30〜180mg	経口､直腸	胃腸の閉塞にはすすめない
メトトリメプラジン◇	化学受容体	50〜200mg	経口、非経口	頑固な嘔吐に使う。傾眠や皮下注射では皮膚刺激を起こす
スコポラミンハイドロブロマイド	嘔吐中枢	0.4〜2.4mg	経口、非経口、経皮パッチ	傾眠や霞眼、時に排尿困難を起こす。死前ラ音の減弱。ブチルスコポラミン臭化物も腸閉塞に有効である。

※もし効果がないときは、違う群の薬を併用する。しつこい嘔吐にはシリンジドライバーで持続投与する。

を摂取できないので、膨張性の下剤はあまり使われない。しかし、患者がフルーツジュースなどの飲み物を飲めるならばうまく行く。

下　痢

終末期では便秘よりも少ない。例外はHIVやAIDS（第3章下痢の項目をみること）や吸収不良の患者である。

原因としては、ある種の抗生物質や制酸剤、NSAIDs（非ステロイド

表２の５：便秘の治療

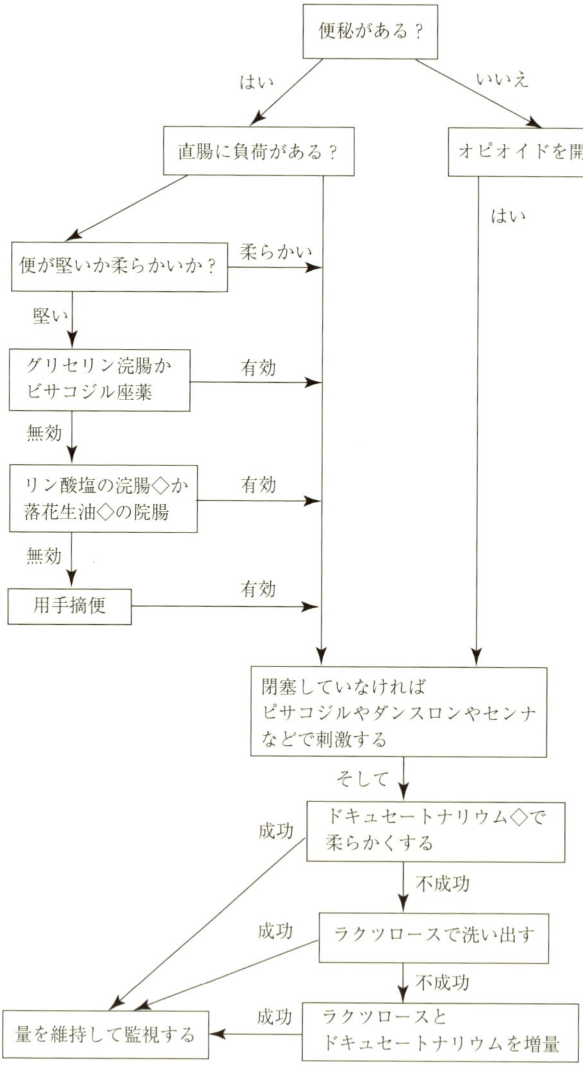
便秘がある？
はい
いいえ
直腸に負荷がある？
オピオイドを開始している？
はい
いいえ
監視する
治療不要
便が堅いか柔らかいか？
柔らかい
堅い
グリセリン浣腸か
ビサコジル座薬
有効
無効
リン酸塩の浣腸◇か
落花生油◇の浣腸
有効
無効
用手摘便
有効
閉塞していなければ
ビサコジルやダンスロンやセンナ
などで刺激する
そして
ドキュセートナリウム◇で
柔らかくする
成功
不成功
ラクツロースで洗い出す
成功
不成功
ラクツロースと
ドキュセートナリウムを増量
成功
量を維持して監視する

系抗炎症剤)、下剤といった薬によるものか、膵臓腫瘍や腸管切除による吸収不良、腫瘍や便が詰まった閉塞、放射線治療、腸管の感染症（特に HIV や AIDS の患者)、不安や緊張などである。便の詰まりによる下痢は、便秘の治療をする。

薬による治療は、カプセルかシロップのロペラミド（軟便の後に 2 mg、1 日に16mg まで。経験的には32mg まで増やせる）で行う。それ以外だと、コフェノトロープ◇※7（ジフェノキシレート100に対して硫酸アトロピン 1 の合剤）や、リン酸コデイン（10〜60mg、4 時間毎）なども良い。モルヒネは痛みをコントロールすると同時に下痢に対しても効果がある。

放射線治療や腫瘍浸潤による頑固な下痢には、ステロイド留置浣腸が非常に効果的。例えばプレドニゾロンリン酸エステルやプレドネマやコリフォーム◇※8などのほか、経口アスピリンも有効である。膵臓腫瘍に伴う不快な膨張した脂肪下痢には、パンクレックスV（パンクレアチン、プロテアーゼ、リパーゼ、アミラーゼ）のような膵臓のサプリメントを食事と一緒に投与する。

時に、不安や恐怖によっても下痢が起こるため、患者が気になっていることについてよく話し合い、ジアゼパム（2 mg を 1 日 3 回）のような弱い精神安定剤を使うとよい。

嚥下障害

この症状の原因としては、口腔乾燥にともなう喉の痛み、咽頭閉塞、食道閉塞（腫瘍、潰瘍または狭窄による)、神経筋疾患（運動ニューロン疾患などによる)、中枢神経障害（球麻痺など)、真菌感染などによって咽頭や食道にきのこ状その他の潰瘍病変が出来ることなどが挙げられる。治療は次のものがある。

- 口腔の衛生と水分を保つ
- 真菌感染を治療し、食道にまで広がっているときはナイスタチン経口懸濁液を使うか、必要なら抗真菌剤を全身投与する。

- 患者の好きな食事（少量で頻回、水分を多く柔らかく、こしたものなど）を提供する。
- 飲み物を飲むときに、頭を後ろに傾けるのが難しいのなら、カップ一杯に入れられる容器、例えば鼻用に切れ目の入ったピクニック用のマグカップなどがよい（文献30）。
- 1日4～16mgのデキサメタゾンが咽頭や食道の閉塞に有効で、食欲も増やす。
- 進行した患者に対しては、食道管の挿入を考慮してもよい。
- がんによる嚥下障害に対しては、レーザー療法や放射線療法も効果がある。

予後が数日でなく数ヶ月の患者に対しては、経鼻胃管を行うか、内視鏡で経皮的胃瘻をつくり、栄養を保つ。

神経筋性の嚥下障害や全身性器質的癒下障害の患者に起こる脱水に対しては、患者の状態がさほど終末でない場合は、皮下や静脈から水分補給して苦しみをとる（105ページ「脱水」を参照）。どんな場合でも、薬が経口投与できないときは、非経口か直腸から投与するなどして痛みと症状をコントロールしなければならない。

しゃっくり

しゃっくりは患者にとって非常に頑固で煩わしい。しゃっくりは横隔膜痙攣によって起こるが、原因としては、胃や腹部の膨張、肝臓の拡大、腫瘍の浸潤による横隔膜刺激、横隔膜神経の刺激、迷走神経や胸郭神経の刺激、脳腫瘍か他の原因による中枢神経系の刺激、尿毒症による代謝障害などがある（文献29）。

治療としては、患者を支え続け、少量ずつ何度も飲み物やペパーミントのお菓子、ペパーミント水や香油（げっぷを促す）を与える。胃拡張は、少量ずつ何度も食事するのがよく、胃を空っぽにするために制酸剤

（アシロン◇5～10ml、1日4回）、メトクロプラミド10mlを1日4回投与する。しゃっくりが激しい場合は、傾眠を起こす可能性はあるが、クロルプロマジン25mgを経口または筋肉注射で投与するのがよい。脳など中枢神経系が原因であると疑われる場合には、フェニトイン100mgやバルプロ酸ナトリウムのような抗てんかん薬が効果的。しつこいしゃっくりには、バクロフェン（5または10mgを1日2回）、ニフェジピン（10～20mgを8時間毎）などを試す価値がある（文献29、31）。

症状がひどい場合には、腫瘍を小さくする放射線療法か化学療法が有効かどうかを検討する。同様にステロイドの大量投与（デキサメタゾンを1日に16mg）も検討する。投与によって反応がみられたらゆっくりと用量を減らす。

咽頭刺激をもたらす伝承の治療法を試みる患者も多い。コップの反対側から飲む、砕いた氷を飲む、びっくりさせるなどであるが、時に効果があることもある（文献29、32）。

食欲不振

病気が進行した患者の多くは、食欲不振を訴える。原因としては、細胞毒性のある薬、嘔吐と悪心、嘔吐の恐怖、胃腸の異常や便秘、黄疸、尿毒症や高カルシウム血症などの生化学的変化などのほか、不安やうつ、口腔乾燥やただれなどがある。メトクロプラミドやドンペリドン（85ページ「胃管流出障害と潰瘍症状群」参照）を投与して速やかに胃を空にすると食欲増進につながる。

様々な強壮剤が処方されるがほとんど効果はない。最も有効なものはコルチコステロイドである。プレドニゾロン（可能なら腸溶コーティングされたもの）を1日に30mg投与すると食欲増進につながり、力強く意欲的になる。口腔カンジダ[註16]や乾燥による痛みを取り去るためには、効果的な口腔ケアも欠かせない。抗うつ薬を少量投与すると気分が穏やかになって食欲が増やすが、改善には10日以上かかる。（112ページ「うつ病」参照）。少量の抗不安剤、例えばジアゼパムなどは不安を抑えてくれる。

食事は患者の好みの味のものを少量、美しく盛り付ける。食前酒も食欲増進に効果がある。

悪液質

終末期の悪液質（体重減少、筋力低下および衰弱）は患者の身体を弱らせて疲れさせ、フラストレーションとなる。ほとんどの患者は、できる限り自分のことは自分でしたいと考えており、衰弱して自分のことができなくなってくるとうつ状態になったり、怒りっぽくなったりする。

きちんと食事を摂っていても悪液質は起こりうるものであり、飢餓とは違う（文献33、34）。正確な原因ははっきりしないが、がん患者の腫瘍壊死因子の放出、感染症、胸水や腹水を繰り返し穿刺排液したことによるもの、胃腸管の閉塞、臓器不全、栄養不足、貧血、食欲不振、消化と吸収の障害、がん組織の異化によるエネルギー消費の増加などが考えられる。あらゆるがんによって悪液質が起こるが、乳がんや皮膚のがんよりも膵臓や胃腸のがんに多くみられる（文献33、35）。筋萎縮によるものではない衰弱と疲労感は、ジアゼパム、抗うつ薬、オピオイドなどの薬の投与や、高カルシウム血症、敗血症、不眠、不安、低血糖や高血糖などの電解質異常（ステロイドによっても起こる。100ページ「脱力と疲労」参照）などによっても起こる可能性がある（文献36）。管理を次に示す。

- 栄養が足りないためではなく、あわてて栄養を摂っても患者は不快になるだけで、延命にはつながらないと患者と家族に説明する。
- 食欲不振に対しては、栄養的な助言をする。経口栄養は、患者が望めばいつでも、美しく盛りつけて楽しむのがよい。経口栄養が無理だと判断され、数週間ではなく数ヶ月、あるいは数年の予後がある患者に対しては経腸栄養を行う。非経口栄養を行ったところで、患者の余命を伸ばしたり患者を快適にしたりする程の効果はないのでめったに提示しない。

- 患者が必要とするものは全て手元に用意し、ゆっくり休ませる。患者がゆっくり動くのを助けたり、清潔にするのを助けたりするなど、優しく穏やかな看護と支援を行う。あまりにも熱心な看護や、多くの見舞い客は、患者を疲れさせる。

呼吸困難や食欲不振、悪心や痛みといった症状がある場合、コルチコステロイド（プレドニゾロン30mgかデキサメタゾン４〜８mgを朝１回）を投与すると効果がある。ただし、近位筋障害を起こして悪液質を悪化させる可能性があるので長期間の投与は避ける。プロゲステロンの大量投与、例えばメドロキシプロゲステロン酢酸エステル（１日160〜480mg）は主に食欲を刺激する効果があるので、余命が数週間〜数ヶ月と期待されるなら使用する（文献37-39）。

◈ 皮膚・口腔症状

褥そう

辱そうは、充血、疱疹、皮膚の崩壊、浸潤という４つの段階を経て重症化する。終末期の患者は動きが限られており、食事や水分摂取量が少ない場合、特に褥そうが出来るリスクが高い。最初の評価の際に、患者の身体の圧迫部位を褥そうになりやすい因子として記録する。その際、ノートンスケール（身体所見、精神状態、活動性、可動性、失禁の５つの項目がある）のような評価尺度（文献40）を使うと患者の危険因子を見極めやすい。

褥そうは、頻繁に患者の体位変換を行えば防ぐことができるものである。患者の身体を動かすことが不可能であったり、動かしたりすべきでない状態ならば、次のような道具を使うと良い。

- スペンコ素材のマットレスやエアウェーブマットレス、フォームマットレス（Pro-pad）など、身体にかかる圧力を均一に分散させる特別なマットレス。
- スペンコやロホなどの特別なクッション。
- かかとや膝用のパッドやフリース、シープスキンの敷物やブーツ。
- パジャマが皮膚に押し付けられないようにするための、ベッドのクレードル。
- メヂスカスやクリニトロン（これらは高価である）といった専用のベッド。

赤くなったり、擦りむけたりしている部位には、蒸気が浸透するフィルムドレッシング（オプサイトやテガダームなど）を使って保護をする。表層のただれは、湿った暖かい治癒環境を保つために、グラニューフレックス◇やテガソーブ◇のようなハイドロコロイドドレッシング[註17]で保護するのが良い。用意できなければ、泡やアルギン酸カルシウム線維でも良い。かさぶたは治癒を妨げるのではぎ取る。深い傷や腐った部分にはハイドロゲルドレッシング（例えばイントラサイト◇）が効果的で、かさぶたを溶かすもの（アセルビン◇、ストレプトキナーゼ、過酸化水素◇など）が第2選択である。深い腔は、肉芽を助けるチュールドレッシングや、シラステックフォームなどで大きく覆う必要がある。

感染症や蜂巣織炎があるときは、痛くないように丁寧に消毒して適切な抗生物質を全身投与する。嫌気性菌感染に対しては、メトロニダゾール（400mgを1日3回）、ブドウ球菌感染にはフルクロキサシリン（250mgを1日4回）を用いる。臭いを抑えるためには、局所メトロニダゾールゲル（0.8%）が良い。局所抗生物質は臭い対策以外には効果的ではない。

褥そうはとても痛いので、緩和するにはNSAIDs（非ステロイド系抗炎症剤）の投与が効果的。局所麻酔薬も効果的なので、エントノックスを使って笑気ガスと酸素のような軽い麻酔を投与するか、作用時間の短いオピオイドなどの鎮痛剤を投与する（63ページ「痛み」を参照）。

きのこ状病変

患者は非常に苦しいので、丁寧に治療しなければならない。病変部は毎日生理食塩水で洗浄し、同時にポビドンヨード（ベタディン）に浸し、メトロニダゾールゲルかガーゼスワブなどの処置を行う。出血が続いている場合には、アドレナリン（1：1000）に2～3分間浸したガーゼを当てる。アルギン酸カルシウムのドレッシングは出血の可能性を減少させる（106ページ「出血」を参照）。

乳がんに対する化学療法や放射線療法など、病変によってはホルモン療法が劇的に効くことも考慮すべきである。反応があれば、傷を常に乾燥させて簡単な癒着しない包帯をすれば十分である。病変部が感染を起こしたら、清潔にするために綿棒で丁寧に処置し、抗生物質を全身投与する。深いただれや瘻孔にみられる嫌気性菌感染による浸出液の臭気を抑えるには、メトロニダゾールゲル（400mgを1日3回）が効果的。メトロニダゾールは、経口投与がおそらく最も効果がある。

痛みに関しては、前述の褥そうに対する処置と同様にする。いくつかの処置が可能だが、慰めこそが治療の最大の目的であり、病変の拡大や壊死を防ぐことはほとんど不可能である。

ただれと口腔乾燥

ただれや口腔乾燥は、真菌感染（口腔カンジダ症）、歯科の問題（義歯床の噛みあわなさ、虫歯、歯の膿瘍など）、薬（オピオイド、フェノチアジン、抗ヒスタミン剤、三環系抗うつ薬など）、局所放射線治療、脱水、吸収障害、免疫抑制、ビタミン不足、ヘルペス、血液疾患、糖尿病、アフタ性潰瘍、口呼吸、壊そ性口腔がん炎、口腔ケア能力を減少させる衰弱などが原因で起こる。

終末期の患者には、日常的な口腔ケアが必須である。柔らかい豚毛でヘッドが小さな歯ブラシに、水と磨き粉をつけて口腔を清潔にする。舌に厚い苔があるときには、1/4gのビタミンCの発泡性錠剤を1日に4回舌に乗せ、チモールグリセリン、塩素酸ナトリウム、過酸化水素、過ほう酸ナトリウム、クロルヘキシジン、ヘキセチジンなどの成分が入った口腔洗浄液を使用する（文献41、42）。

真菌感染

終末期の患者によく見られ、免疫抑制されている場合は感染部位を治療しないと感染が全身へ広がる（文献43、44）。治療にあたっては、ナイスタチン懸濁液を１ml 当たり100000単位で４時間ごとに用いる。（入れ歯もきれいにしてナイスタチンでゆすぐ）。ナイスタチン錠剤、アンフオテリシン舐薬、ミクロナゾールゲル（１日４回、１ml あたり25mg を５～10ml 可能なだけ口に含む）なども、真菌感染の治療に効果がある。抵抗性の感染には、ケトコナゾール200mg を１日１回錠剤か懸濁液（抵抗性のときは１日に２回投与可能）で投与するか、フルコナゾール（50mg を７～14日間）がケトコナゾールよりも副作用が少ないと報告されている（文献41、42）。（122ページ「口腔と食道のカンジダ」を参照）。

歯の問題

悪液質の患者は歯ぐきが収縮するため、入れ歯が緩んでかみ合わなくなる。たとえ余命が２～３週間であったとしても、歯科治療は患者に多くの慰めをもたらすので、歯科医に照会して適切な治療を行うようにする。入れ歯や歯に問題があって患者が不快感を抱いていると、笑ったり喋ったり食べたりできなくなって友人たちと一緒に過ごすことをためらったり、気が進まなくなったりするかもしれない。

薬

口腔のただれを起こす薬は止めるか減量していく。細胞障害性薬物は歯肉炎や舌炎を起こしやすいほか、抗生物質も同様に真菌感染を起こしやすい。ヘモチアジンや抗ヒスタミン剤、ムスカリン受容体拮抗剤（抗コリン剤、文献45）や三環系抗うつ薬は全て口腔を乾燥させるが、投与量によるので問題ない。

口腔乾燥

これは局所放射線療法、薬（前述）、脱水、口呼吸などで起こり、好みの味や香りをつけた氷などを投与するとよい。冷やした清涼飲料、凍らせた果物、お菓子やパイナップル（凍らせたパイナップルが好まれる）を与えたり、頻繁に口腔洗浄を行ったり、人工唾液（スプレーか香錠）を投与したりする。口や舌に薬を塗るときには、フォームスティックアプリケーション（棒の先にゴムがついた器具）を使用するとよい。

アフタ性潰瘍

局所に保護ゲル（カルメロースナトリウムペースト※9）やカルベノキソロンゲル◇、トリアムシノロン※10などの歯科用ペーストを使ったり、局所麻酔剤をスプレーしたりするのが効果的。潰瘍が何度もできるときは、1日3回、3日間チモールグリセリン配合のうがい薬か、テトラサイクリンのうがい薬（250mg のカプセルを水に溶かせば作れる）を2～3分間口に含ませる（文献42）。

ウイルス感染

単純ヘルペスが最も一般的であるが、帯状ヘルペスやサイトメガロウイルスや EB ウイルスなども報告されている。柔らかい食事と適切な水分摂取が必須で、時に鎮痛剤を投与する。唇の感染病変にはアシクロビルクリームを4時間毎に塗るのがよいが、口腔内や粘膜には適していない。ヘルペスの症状が出るのは、ウイルス感染の最初の兆候である。テトラサイクリンで口腔をすすぐ（前述）のが効果的。重症の場合はアシクロビルを使い、単純ヘルペスには経口で200mg 1 を日に4回、帯状ヘルペスには800mg を日に4回、いずれも5～7日間投与する（文献9、41、42）。

口　臭

口腔の衛生状態の悪い時以外に、呼吸器の衛生状態や胃腸の感染、嘔吐によっても起こる。何かの基礎感染があるときはその治療をする。嫌気性感染症にはメトロニダゾール400mg を日に 3 回投与する。また、口腔乾燥を避けるために日常的な口腔ケアを行う。

壊疽性口腔がん炎

潰瘍と感染による炎症の総称だが、今日ではめったに見られない。炎症のもととなっている感染症の治療とあわせて、30分毎の口腔洗浄などの集中的な看護が求められる。口腔乾燥は、ビタミン B 複合剤やビタミン C、メトロニダゾール（400mg を 1 日 3 回）やナイスタチン（2 m l を 4 時間毎）などで治療する。

唾液過剰

スコポラミンハイドロブロマイドを舌下に投与するか、約500mg の経皮パッチを72時間以上投与し続けると唾液を減らす効果がある。

◈ 他の一般的症状

尿の問題

尿流停滞

尿流停滞の原因は、スコポラミンや三環系抗うつ薬を含むムスカリン受容体遮断薬（抗コリン薬）などの薬の投与や、下半身の対麻痺のような神経学的問題、前立線肥大などの器質的閉塞、腫瘍の浸潤や便秘などがある。

カテーテルを挿入して治療するが、便秘が原因ならカテーテルは不要である。尿管や尿道が腫瘍によって閉塞している時には、デキサメタゾンの大量投与が効果的な場合がある。ステントや放射線療法、あるいは化学療法も考慮すべきである。

患者が無意識にそわそわする場合には、尿流停滞が起こっていることを考慮するべきである。

頻　尿

頻尿は、感染症、前立腺肥大、膀胱過敏症（腫瘍や不安定膀胱による）、糖尿病、高カルシウム血症、薬、特に利尿剤などが原因となって起こる。不安もまた頻尿の原因となりうる。感染症の治療を行って利尿剤の投与を減らすなど、適切な治療を行うべきである。

尿失禁

患者にとっては恥ずかしいことなので、尿失禁の症状を伝えることを嫌がる。頻尿の原因が尿失禁につながっている可能性がある。頻尿が深刻な場合、夜間であったり衰弱や意識混濁の状態であったり、鎮静剤が投与されていたりすると、患者がトイレに行けずに失禁することがある。また、瘻孔（膀胱膣瘻や膀胱直腸瘻）、不安定膀胱や麻痺性膀胱のような神経学的問題、流出（尿道やカテーテルの閉塞などが原因の尿流停滞）、ストレスなども尿失禁の原因となる。

〈治療法〉

- 集中看護を行い、特に皮膚のケアに注意を払う。皮膚軟化剤や障壁になるクリーム（例えばスドクレム◇）が良い。定期的にトイレへ連れていき、失禁パッドを使う。プライバシーと尊厳を常に尊重する。
- カテーテル挿入。カテーテルを使うかどうかを患者の意思で選択できるように、目的と手順を十分に説明する。
- 間欠的な自己カテーテル処理。
- 夜間の失禁に備えて、夜にデスモプレシンを10～40μg鼻から投与する。不安定膀胱にはイミプラミン（夜に10～20mg）やプロパンテリン（15～30mgを1日3回）を投与する。

ジアゼパムなどの鎮静剤は、傾眠になり動きを抑えて逆に失禁を起こしやすくするので、普通は用いない。

排泄制御に関して経験豊富な看護師やチームを持ち、有効な治療や支援を行ってくれる病院もある。

尿路感染症

終末期医療において尿路感染症は起こりやすい。最初の兆候は、混迷や硬直、頭痛、発熱、発汗、嘔吐など、明らかに尿路感染症と直接関係ない症状である。尿が濁り、頻尿と灼けるような痛みがある。

通常、病原菌に対する感受性検査の結果が届く前に投与されるトリメトプリム※11（200mg を 1 日 3 回）や、アモキシシリン（250mg を 1 日 3 回）といった広域性抗生物質で効果がみられる。抗生物質の投与は、女性で再発感染または尿生殖路異常がなければ、1 日だけの短期集中（例えばアモキシシリン 3 g の投与を10～12時間毎に繰り返す）で十分である。カテーテル内の尿に細菌が見つかることがあるが、患者に症状があるときだけ治療すればよい。

尿道痙攣で痛みがある場合は、フラボキサート（200mg を 1 日 3 回）やオキシブチニン（2.5～ 5 mg を 1 日 2 ～ 3 回）、あるいはプロパンテリン（15～30mg を 1 日 2 ～ 3 回）を投与する。これらの薬はいずれも、口腔乾燥やかすみ目、緑内障を起こす可能性がある。副作用の可能性が最も低いのはフラボキサートだが効果も少ない。

膀胱洗浄

日常的に必要ではないが、沈殿物などによってカテーテルによる排尿に問題があるときに役立つ。膀胱洗浄にはクロルヘキシジン（0.01%または0.02%）を使用する。膀胱洗浄液に 1 %ミョウバン溶液を加えることで膀胱出血を抑えることができる（106ページの「出血」も参照）。

脱力と疲労

局所的な脱力は、ミオパチーや脊髄圧迫、神経障害、脳血管発作、転移といった頭蓋内病変などによって起こる。傾眠を伴う脱力が突然発症する原因としては、ジアゼパムやオピオイドのような薬（オピオイドは通常２～３日で排出される）の投与や、頭蓋内圧の亢進、敗血症、低血糖、高カルシウム血症、急性出血にともなう貧血、呼吸不全などがある。ゆっくりと脱力が発症する場合は、前述の原因に加えて、悪液質、不眠、高血糖（特に患者がコルチコステロイドを投与されているとき）、腎不全、肝不全、貧血、電解質異常の可能性がある。うつ病も脱力感を起こすことがある（文献46）。

根本的な原因を適切に治療する必要がある。がんの進行に伴う脱力の場合は、悪液質や食欲不振のように、少量のステロイド投与によって効果がみられる可能性がある（文献47）。特に、脱力と関節炎を伴うこわばりがあると理学療法士が評価したら、ゆっくりとした理学療法の計画に従って運動をするとよい。日常生活の手助けも考慮する（後述の「運動制限」を参照）。

運動制限

身体の自由が利かなくなって、ちょっとしたことでも人に頼らなくてはならないという不満は情けない思いと怒りにつながる。特に、プライドの高い人や独立心の強い人にとって辛いだろう。患者がつらい思いをしないように、日常生活で必要なもの全てを手の届く範囲に置いておくようにすることが大切である。また、理学療法や作業療法の評価と治療は、患者の残された機能を最大限に助けるのに役立つ（患者に病的骨折の危険があったとしても、最高のケアであると考えられる）。動けない患者は常に拘縮や褥そうや肺炎などの危険があり、患者を助けながら定期的に身体を動かすことで合併症を防ぎつつ患者を快適な体勢にすることができる。褥そうを防ぐための特別なマットレスや他の看護（93ページ「褥そう」参照）も不可欠である。ゆっくりと身体を動かすと、身体のこわばりがなくなって血行が良くなる。必要なら歩行補助具や柵、軽く押せるコールシステム、テレビやラジオ、入浴補助用具など、日常生活のための多くの補助器具が利用できるので、それを患者と家族の両方に説明しなければならない。また、障害者生活財団（The Disabled Living

Foundation、DLF）には患者を看護するための器具のカタログが用意されていてアドバイスが受けられるほか、理学療法士、作業療法士、地域のホスピス、病院あるいは在宅ケアサポートチームなどに聞いても教えてくれる。患者のほうから自分の興味や身体能力に合った気晴らしやレクリエーションを望むことも少なくない。

看護スタッフは弱った患者や動けない患者を持ち上げる技術についての理解を深めるべきで、患者を持ち上げる技術やリフトの使用について定期的な教育を行う必要がある。終末期医療の施設はどこでもリフトや持ち上げ補助器具を揃えておき、患者にいずれかの手段を選んでもらうのが最も良い。そのため、看護スタッフはEC（欧州諸共同体：現在のEU欧州連合の前身）の規定や病院ガイドラインをきちんと理解しておくべきである。

浮　腫

全身浮腫は貧血や吸収障害、蛋白欠乏、腎不全、肝不全、心不全、ステロイドなどの薬によって起こる。治療には、肺水腫の治療に必須の利尿剤（例えばフロセミド）が有効である。

筋肉が弱っていたり、手足が麻痺していたりして身体を動かせない患者や、リンパ浮腫になっている患者は局所浮腫になりやすい。体位性の浮腫は筒状の形のものやサポーターのような弾性包帯を用いる。手足を支えたり、持ち上げたり、ゆっくり動かしたりといったマッサージは、浮腫を抑える効果がある（文献48）。

リンパ浮腫

皮下組織の間質腔にリンパが貯まることで起こる。終末期の二次性のリンパ浮腫（病気がリンパ節原発ではないという意味）の原因は次のようなものが挙げられる。

- リンパ節やリンパ管への転移性がんの浸潤

- 手術や放射線療法によるリンパ節やリンパ管の損傷
- 静脈血栓
- 慢性の静脈下肢潰瘍、リンパ系の負荷による（文献49）。

手足のどこかがリンパ浮腫になると、ほとんどの場合胴体も影響を受ける。リンパ浮腫の兆候が現れたら、指輪を全て取って検査を始めなければならない。毎日同じ時間に、手足の同じ場所の周囲径を計測して記録する特別なチャートを用いるのがよい。感染症の兆候がないか皮膚の状態に注意し、爪の状態、特に足の指の間に真菌の感染がないかを観察する。

リンパ浮腫の治療法は近年目覚ましい改善が続いている。主要な治療を次に挙げる（文献49、50）。

- 毎日のスキンケア——小さな擦り傷でも感染するため、注意深く衛生を保つ。毎日洗い、特に指の間を注意深く乾燥させ、保湿クリームを塗る。香りの良いクリームやローションは刺激が強いので避ける。
- 運動——筋肉の収縮がリンパの流れを促すので、できるだけ筋肉を使うべきである。三角布はできるはずのない動きを過剰に行う可能性があるので出来るだけ避ける。
- マッサージ——自分でマッサージするか、トレーニングを受けた看護師、理学療法士や家族によって行う。患者はマッサージする部位の衣類を脱いで横たわる。皮膚と手の感触を妨げるので、クリームやオイルは使わない。手の平で優しく、しかしはっきりとしたストロークで正常部位から次第に腫れている部位へ向かって動かす。リンパ収縮が増えると感染した部位から感染していない部位へのリンパの流出が増える。体前面を行ったら、患者にうつむいてもらって背面も同じようにマッサージする。胴体と四肢のマッサージで約20分かける。電気的マッサージを使用する場合は、最も弱く設定する。
- 圧迫包帯——包帯で封じ込めることによって手足を引き締め、形を改善する。手足が固まった形になったり、指が腫れ上がったりしている時に使うが、皮膚が損傷していたり、弱くなっていると、包帯をすることでさらに皮膚を傷つける恐れがある。(文献49)。

- 弾性着衣――マッサージや運動の後の再うっ滞を防ぐための圧迫用に靴下や手袋を用いる。手足にぴったりと快適にフィットするものを使い、夜眠る時以外は1日中着用する。
- 空気の圧力ポンプ――より速やかに手足の浮腫を抑え、壊れた組織の繊維化を助ける可能性があるが、使用するケースは限定的である。静脈血栓の疑いがあるときや体幹に浮腫があるとき（手足の水分が既にうっ滞のある体幹へ押し出されているため)、皮膚にがん転移のあるとき（文献49、51）などの場合には使用してはならない。空気で膨らむ袖状のものを電動の空気ポンプにつなげて使用する。患者の手足をこの膨らむ袖状の部分に挿入して、膨張（最大60mmHg まで）と収縮を繰り返す。

感染治療に適しているのであれば、抗生物質を含む薬の投与も可能。例えばデキサメタゾン（1日4～8 mg）などのステロイドを投与し、1週間後に用量をゆっくりと減少させると、腫瘍浮腫を軽減してリンパ排液を促すことがある。静脈血栓には抗凝固剤を投与したほうがいいかもしれない。

腹　水

腹部膨満や呼吸困難などの不快感があるときは治療する。腹部周囲径を規則的に計測することで進行が監視できる。腹水穿刺を行えば、腹部が膨らむことによる痛み、呼吸困難、胃の圧迫などにともなう不快な症状はすぐになくなるが、腹水は再び増えてくる。排液を行うときは、トロッカーやカニューレは使わない方がよい。膀胱を空にして左下4分の1部位を選び、0.5%リグノカインかブピバカインなどの局所麻酔薬を腹膜に浸潤させる。皮膚を少しカットして小さいカテーテル（排液バッグに接続できる小さな腹膜透析用カテーテルなど）を挿入する。最初の1時間で2リットルまで滴下させた後、6～12時間かけてゆっくりと排出する。カテーテルが動かないように簡単に保護する。漏れるようなら人工肛門バッグを1～2日間固定する。

高カルシウム血症

嘔吐、悪心、食欲不振、傾眠、混迷をもたらす高カルシウム血症の原因は骨への転移だと考えられ、がん患者の約10％に起こるという報告がある。最も多いのは気管支がん（扁平上皮がん）、乳がん、骨髄腫であり、反対に最も少ないのは、胃と前立腺の腺がんである。症状がある場合だけ治療する。治療の最初のステップは水分投与で、可能なら経口で摂取する。在宅看護などで安全な選択肢としては、翼状針を使って皮下に生理食塩水を投与する。高カルシウム血症が続くとき、ビスフォスフォネートを投与すると、2日後からカルシウムが下がり始めて、数週間維持される。パミドロネート（ビスフォスフォネート）は静脈注射でゆっくり投与する。最初は1回30mgを500mlの生理食塩水に混ぜて4時間かけて投与し、その後は1回16mgを少なくとも125mlの生理食塩水に混ぜて2時間以上かけて投与する。最高1回90mgまで増量できる。高カルシウム血症の再発予防としては、クロドロネートのような経口のビスフォスフォネートが効果的だと考えられ、症状が軽いときは経口リン酸塩錠剤も効果がある。ただし、吸収が悪く効果に限界があり、下痢をおこす。骨髄腫やリンパ腫、ある種の乳がんや腎がんなど、固形がんでないものに対しては、ステロイドの投与がカルシウムレベルを下げるという報告がある。ホルモン感受性の乳がんの場合は、ホルモン療法によって高カルシウム血症の再発が抑えられる（文献9、33）。

脱　水

脱水は、衰弱や嚥下障害などによる水分の摂取不足、あるいは出血、高血糖、高カルシウム血症などにともなう体液の喪失で起こる。脱水には、口渇（特に初期）、口腔乾燥、血圧の低下、褐色の尿、傾眠などの症状がある。口渇や口腔乾燥は対症的に治療することができる（95ページの「ただれと口腔乾燥」参照）が、終末期の患者にとってはそれほど問題にならないかもしれない。経静脈の水分補給はまれに必要である。脱水による混迷は、例えば生理食塩水を持続皮下注入するなど、水分を皮下投与すると効果がある（文献52）。また、脱水は麻酔効果だという報告もある（文献53）。排尿量の減少、呼吸器分泌の減少、胃液分泌の減少はむしろ患者にとっては慰めへと向かっているのかもしれない（文献53、54）。

出　血

ほんの少しでも血液が包帯から染み出ると、あっという間に衣服や寝具を汚すため、患者もその家族も出血には悩まされる。その種類としては、喀血、吐血、血尿、直腸や膣出血、ポリープからの出血などがある。例えばワーファリンなどの抗凝固剤を用いた治療では注意深く監視し、出血を最小限に抑える。少量の出血の治療を次に挙げる。

- 真菌病変のためのアルミニウム収斂剤（１％ミョウバン溶液、スクラルファート）の局所適用。
- 包帯を交換するときの毛細管出血――1000分の１のアドレナリンに浸したガーゼを使う。アルギン酸カルシウムの溶液も出血の可能性を減らす。
- 直腸がんにトラネキサム酸を直腸内に局所投与する
- 「エタンシラート◇」１回500mgを１日４回や、トラネキサム酸（血液の凝固や血栓に注意）１回１gを１日３回投与する。
- 気管支がんや腎出血には、放射線療法、レーザー療法、透熱療法、塞栓術を考慮する。

胃腸からの出血は、例えば「NSAIDs（非ステロイド系抗炎症剤）」のような胃の炎症を起こす薬の投与によって起こりうる。このような薬によって出血している場合は、ラニチジンなどの抗潰瘍剤を投与する。

ちょっとした出血が続くのは、大出血の前ぶれの可能性がある。内臓からの出血が疑われる喀血、吐血、血便は最初少量であっても、大出血の警告と捉える。医師や看護師は本能的に止血しようとするが、終末期には常にそれが適切とはいえない。また一般に行う蘇生や輸血も同様に常に適当ではない。大出血が予期されたら、患者に掛ける緑色か赤色のタオル[註18]を用意する。大出血が起こったら、患者の家族にも精神的なケアとサポートが必要である（文献55）。

過剰発汗

過剰な発汗は不快でつらく、水分の喪失につながる可能性がある。がんは腫瘍に関連した液性因子を分泌し、末梢の汗腺を活性化して正常とは異なる汗をかかせることがある。感染症にともなう発熱によっても異常な汗をかく。

汗を抑えるには、元となっている感染症を治療する。熱があれば風で皮膚を冷やし、ナプロキサン（1回500mgを1日2回）のようなアセトアミノフェンやNSAIDs（非ステロイド系抗炎症剤）を投与する。カルチノイド症候群にともなう発熱に対しては、オクトレオタイド（1回50μgの皮下注射1日2回）、プロプラノロール（1回40mgを1日3回）とチオリダジンが汗を減少させるという報告がある。例えば利尿剤などのような、体液を減少させる薬は使うべきではない（文献9、32、56）。

掻痒症

患者の気分と士気によって不快を感じる閾値が変わる。痒みが強いときは、苦しくて悲しい。夜間や熱いとき、またはお酒を飲むと痒みがひどくなることがある。温めたり、お風呂に入れたり、風通しのよい衣類を着るといった一般的な方法は避けて冷たい風を当てる。終末期の掻痒の一般的な原因と治療は表2の6に示す（文献32、56、57）。

表２の６：掻痒の原因と管理

原　因	治　　療
乾燥、はげ落ちる皮膚	温めたり熱いお風呂に入ったりするのを避けて潤す（水性のメントールで冷やす）
しめった皮膚、例えば失禁	障壁クリーム、乾燥皮膚を保つ
感染、蜂巣織炎、カンジダ、ヘルペス	感染症を治療する
放射線療法	１％ヒドロコルチゾンクリームなどを使って肌の乾燥を保つ
皮膚へのがんの転移性病変	抗がん剤を考慮して、局所放射線療法やNSAIDs（非ステロイド系抗炎症剤）を投与する
皮膚疾患、例えば湿疹、乾せん	皮膚病変を治療する
衣服の刺激、接触性皮膚炎	綿のゆったりした寝間着を着て刺激を避ける
黄疸	乾燥肌を治療する。デキサメタゾン（２～16mgを１日３回）、スタノゾロール◇（１日５～10mg）などのステロイドやメステロロン◇（25mgを１日３回）、コレスチラミン（１日４～８g）（不快な味なので多少耐えがたい）などのほか、最近ではナロキソンやリファンピシンなどの効果が報告されている。紫外線の光は助けになるが、非常に状態の弱った患者には難しい
肝不全	黄疸と同じ。コレスチラミンは効果が無い。
腎不全	肝不全と同じ。エリスロポエチンは一度は試してみる。
カロチノイド症候群	乾燥皮膚と同じ。黄疸と同じようにステロイドやハロペリドールを投与する。抗がん剤を考慮する
鉄欠乏性貧血	可能なら貧血を治療する。乾燥肌への一般的な治療を行う
ポジキン病と非ホジキン病リンパ腫、黒色腫	カルチノイド症候群と同じ治療を行う。抗がん剤による治療、NSAIDs（非ステロイド系抗炎症剤）の投与、シメチジンの投与などが効果があると報告されている
薬や食事過敏性、アレルギー	可能なら食事や薬を止める。抗ヒスタミン剤を投与する

外見の変貌

これは大きな精神的苦痛である。イヤだと思う気持ちが患者をくじけさせ、人との接触を断つことにつながって孤独になる。特に女性や若者にとって苦しみが大きい。外見が変わることに関して、患者は単純な瘢痕から全身にわたる真菌病変まで気にするものである。小さな治療痕なら、クリームやサングラスなどで隠すことができる。また、化学療法で髪が抜けてしまった患者にとっては、かつらの進歩は驚くべきものがある。

大きな外見の変貌を無視したり隠したりしようとするのは無理だが、訪問者に患者の状態を知らせて嫌がったりしないように準備させなければならない。患者の側に座り、手を取り、話を聴くことが、外見を気にする患者の気持を癒す助けとなる（24ページの「患者とのコミュニケーション」参照）。

臭　気

悪臭は患者にとって恥ずかしいだけでなく、家族や訪問者、他の患者、ケアする人にとっては不快なものである。真菌病変、褥そうや棲孔などからの浸出液、脂肪便、鼻咽頭感染、口臭などが原因である。

空気清浄機を慎重に行い包帯に防臭剤を使うと、簡単だが効果がある。感染症、真菌病変、褥そう、口臭などは他の章で述べているとおり治療しなければならない。脂肪便は膵臓の分泌不全で引き起こされ、大量の不快な便となる。「パンクレックスV」（パンクレアチン、プロテアーゼ、リパーゼ、アミラーゼ）を食事とともに2カプセルずつ1日に4回投与する。

不　眠

患者が不眠を訴えたからといって手っ取り早く催眠剤を投与するのではなく、眠れない理由を尋ねるべきである。不眠は、痛み、咳、嘔吐、痒み、失禁、うつ病、恐怖、不快な環境（暑すぎる、寒すぎる、うるさいなど）といったことのいくつかが原因となる。

不眠の原因となり得ることを全て調べて適切な治療と安心感を与えても、催眠剤を必要とする患者はいる。既に催眠剤が投与されてうまくいっていれば変更する必要はない。夜間鎮静にはテマゼパム◇10mgと20mgが有効である。混迷や激昂がみられたら、クロルプロマジン25mgや50mg錠（シロップや100mgの座薬もある）の投与を検討する（117ページ表2の7を参照）。

◈ 感情的な問題と精神医学的な問題

心理学的、感情的問題

終末期の患者は、様々な心理学的、感情的問題を抱えているにも関わらず、家族や医療スタッフたちに相手にされないままになっていることが多い。よく話し合ってみると、患者が求めているものと与えられているものが全く違うことも少なくない。原因としては家族の問題、お金の問題、信仰の問題、罪悪感、怒り、死の恐怖、不確かな身体的症状などがある。解決するには患者が気にしていることを話し合い、問題を突き詰めていく。不安を感じていたり脅えていたりする患者を支えるには、チャプレン[註19]や牧師、ソーシャルワーカーといった人々がとても重要である。複雑な問題を抱えている患者や、うつ病や重度の不安症状などの精神医学に関わるような病気の場合は、精神科医や心理学者が必要となる。次のようなふるまいをする患者は、心理学的、感情的に問題を抱えているかもしれない。

- 退行——子供のようになる
- 否定——現実を消したり無視したりする
- 合理化——真実ではなく、兆候や感情などについて毎日説明する
- 知的化——理論的になる（辛い状況のときに医師や看護師に対して行う）

- 投射——問題を他の人に押しつける
- 置き替え——感情的なエネルギーを他の考えや行動に置き換える
- 取り込み——解決策を見つけるために自分自身を眺める
- 抑制——辛い記憶を無意識に抑える
- 撤退と回避——苦しい状況から逃げて避ける

このような患者の心の動きを理解することは、看護スタッフが患者の行動を説明し、共感する助けとなる（30ページ「死に至る患者の反応と恐怖」を参照）。誰でも皆、それぞれ自分なりに自分を守るやり方があり、無意識にそのような行動をとるものである。このような心の動きが過剰になると問題が起こる。例えば、過剰な取り込みによって自己非難や孤独やうつになったり、過剰な投射によって友人や家族を遠ざけたり偏執的になったり、過剰な置き換えが強いうつや不安につながり、完全な疲弊にまでなることもある（文献58）。

長引く病気のストレスや末期がんであると宣告されたショックなどは、患者を精神医学的、あるいは心理学的問題に傾きやすくする。特に、外からの支えがないとき（例えばひとり暮らしだったり、友人が少なかったり、貧困を抱えていたりするなど）や、コミュニケーションの手段が限られているとき（学習障害、あるいは視力や聴覚の障害があるなど）、もしくは精神的問題の病歴を持つときなどはこのような問題を抱えやすいといえる。

恐れと不安

患者が恐怖や不安を感じていれば、通常は表情に表れてくるのでわかりやすい。目に輝きのない笑顔で感情を隠そうとする患者もいるが、顔の筋肉がこわばったり、眉間にシワができたりする。

時間をかけてしっかりと話し合い（30ページ「死に至る患者の反応と恐怖」を参照）を行い、不安の原因（例えば痛みのコントロールがうまく行かないといったこと）に対処する。患者によっては日記を書いたり記録したりすることで、日々の暮らしの中に前向きになれることや心が浮き立つ楽しみや慰めを探すようになり、気持ちが楽になることがある。

患者の恐怖や不安を薬で抑えるには、ジアゼパム（1回2～3mg 1日3回）やより作用の短いロラゼパムなどのベンゾジアゼピンを投与するのが効果的。ジアゼパムのように半減期が長いベンゾジアゼピンは老人や弱い患者に蓄積されやすいが、弱い鎮静効果が短時間作用することで症状が抑えられる。動揺が酷い場合はハロペリドールのような抗精神病薬を少量投与すると、不安が抑えられる。不安状態やうつに伴う不安には、アミトリプチリンやドチエピン※12のような鎮静作用のある抗うつ薬が用いられることが増えている（下記参照）。パニック発作が起こったときは、これらの薬かイミプラミンが効果的である（文献59、60）。

また、呼吸管理の練習（特に過呼吸のとき）やマッサージといった、薬を使わないリラクゼーション療法は、恐怖や不安を抑えるひとつの手段として価値がある。うまくいけば薬の投与を止められる可能性がある。

うつ病

患者の多く（患者の25～35%）は適応障害になるが、最近の報告ではごく少数（5～15%）ではあるものの、確かに深刻なうつ病になる患者が存在する（文献59）。患者に自覚症状がなかったり、自然な悲しみの終わりとうつ病の始まりの判断が難しかったりするため、うつ病はしばしば見逃されがちである（文献61）。稀にではあるが、終末期のうつ病は予期できるとか、あるいは治らないものだと思いこまれていることもある。うつ病は患者と家族の双方にとって大きな苦しみにつながるので、適切に治療すべきである。うつ病の特徴は、次のような症状や兆候がゆっくりと発症することである。

- うつ気分やいらいら
- 興味や楽しみを失っていく
- 興奮または停滞

- 自己否定または自己断裂
- 認識のうえの三大サイン——自分に価値がない、外界に意味がない、未来に希望がない
- 日中の気分の変化（朝が最もよくない）。
- 早朝覚醒
- 態度の変化——決断できない、ひっこむ、くどい

うつ病の身体所見としては体重減少、食欲不振、疲れやすい、便秘などがあるが、これらは終末期の患者にとってはありふれた症状なので診断には用いられない。また、3ヶ月以内にストレスへの不適応が強まるなら適応障害であってうつ病ではない。適応障害の場合、症状はうつ病ほど深刻ではなく、日々変化することが多く、心理学的なサポートで回復する（文献59）。

うつの管理には次のようなものがある。

- うつを起こす医原性のものを考える。特にいくつかの利尿剤や降圧剤、シメチジン、メトトレキセート、ビンブラスチンを含む薬に関しては、可能なら止めるか他の薬に替える。
- 感情的、心理的サポート
- 抗うつ薬——三環系抗うつ薬を少量から始め、ゆっくりと治療範囲量で増量していく。鎮静が必要ならアミトリプチリンを用いる。老人や衰弱した患者には、トラゾドン（鎮静）やロフェプラミン（弱い鎮静）のようなムスカリン拮抗作用や心血管系の副作用がさらに少ない薬がお勧めである。いずれの抗うつ薬にも、口腔乾燥、かすみ目、排尿障害、便秘などの副作用があるので、患者にはこのような症状が進んでいくことを説明すべきである。また、いずれの抗うつ薬も不安を抑えたり鎮静したりする効果はすぐに現れるが、気分が上向きになるまでには2～3週間かかる。フルオキセチン（1日20mg）など、セロトニン再取り込み阻害薬も効果的な抗うつ薬であり、鎮静作用は弱

いがムスカリン拮抗作用と心血管系の副作用は三環系抗うつ薬よりもさらに少ない（文献58、59）。

症　例

55歳のＪ氏は、不動産の売買で非常に成功した男性である。喉頭がんと診断されて手術と放射線治療と化学療法で治療することになり、入院時に経鼻胃管と気管切開を行った。感染症による口腔カンジダとかなりの頸部痛があったが、少量の経口モルヒネとナプロキセンとナイスタチン懸濁液の投与によって抑えられていた。最終的な診断と予後を知ったとき、彼は悲しみに打ちひしがれ、落胆した。彼は妻に先立たれており、子供もいなかったので家族の支えもなかった。

別の入院患者が膝掛けを作っているのを見るまで、彼はレクリエーションにも興味を示さなかった。その入院患者は、すぐに彼に自分が作っているものを教えた。そうして、わたしたちは彼がビジネスで成功した理由を見せつけられた。彼は話すことはできなかったが、ホスピスの部屋を移ると膝掛けの材料を安く購入し、助けてくれる人を見つけて注文を受けるようになった。彼の病室が膝掛け工場となって盛況するのに時間はかからなかった。彼はとても忙しくなり、よく薬を断るようになった。

彼がくれた手紙には、自分の人生で、呼吸器と栄養補給のためにチューブが必要で、ホスピスでラグを作っている今が一番楽しいという、大成功したビジネスマンの驚くべき内容が綴られていた。穏やかに眠るように亡くなるまでの９ヶ月間、彼は満ち足りた幸せな時間を過ごすことができた。

誰もが皆、残された最後の数ヶ月膝掛けを作って過ごしたいと思うわけではないだろうが、患者の興味と能力と望みを理解し、患者にあらゆるものを提供できるようにすることが重要である。信仰がある人々は、牧師から信仰的な慰めとサポートを得られることによって、心の平和と安心が得られる。医師や看護師と牧師が密接に協力し合うことが大切である。

症　例

65歳のＦ氏は進行期の肺がんの男性であった。症状はコントロールされ動けていたが、診断の結果、予後を知って落胆し、ふさぎ込んでいた。ある日、わたしは彼に「あなたがもっとリラックスできるように、わたしたちがお手伝いできることはないですか？」と尋ねてみた。すると彼の返事は、死ぬ前に家族に会いたいというものであった。彼はド・ゴール元帥とともに渡ってきたフランス人であり、戦争の後、イギリス女性と結婚してロンドンに住み、良い職を得ていた。過去に何度か消息を捜したが家族は南フランスの農場を去っていて、彼はそれ以上捜さなかったのである。

しかし、娘は約５年前に亡くなっていたし、妻も１年前に彼ががんを発病した後まもなく死亡していた。イギリスにいるのは数人の友人だけで、彼は孤独を感じていた。

彼はわたしたちに家族の昔の住所を示し、わたしたちはもっとも近い町のホテルでフランスの牧師と警官に会った。誰も彼の家族を知る人はいなかったが、尋ねてくれると約束してくれた。２〜３日後に警官から電話があり、連絡をとれる電話番号を教えてくれた。わたしたちはこの連絡先に連絡して話をし、Ｆ氏の兄弟を見つけた。二人の兄弟が面会に訪れる手はずを整え、慈善団体が経費を払うように手配した。

次の土曜日の朝、彼らが到着した。ベレー帽に口ひげ、ワインのボトルを抱え、フランス人特有の感動の大声や笑い〜彼らはまるでフランスの戯画から抜け出たようだった。Ｆ氏は悦びのただ中にいた。彼らは３日間滞在し、別れのときはお互いに悲しみながらも、笑いが残った。それから３週後、Ｆ氏はくつろいで安らかになくなった。離れた家族の再会や家族関係の和解は、時間もかかるうえ感情的に難しいものだが、そのぶん終末期の患者にとって大きな価値がある。

混　乱

患者はもちろん、家族や看護スタッフにとっても苦しい症状である。混乱は主に、せん妄と認知症の２つのタイプがある。恐怖や不安、うつ病などは混乱を悪化させたり、発症の原因となったりする。せん妄や認知症による認知機能障害の診断には、「ミニメンタルステート検査（MMSE）」（文献62）や、「10項目省略精神検査スコア」（文献63）などのような簡単なテストが役立つ。これは患者の集中力、適応力、記憶力、理解力などを測定する５分間のテストである。

せん妄（急性脳症候群）

せん妄はもとに戻る可能性がある。せん妄には、軽い混乱から幻覚や偏執症、拒絶症をふくむ精神病全体が含まれる。急に発症するが、原因を突き止めてきちんと治療すれば完全に治るかもしれない。原因としては、例えば胸部や尿路の感染（頻繁なせん妄は感染が進んでいる最初の兆候である）による中毒、あるいは高カルシウム血症、糖尿病、尿毒症、脱水、低酸素血症のような生化学的なもの、または過剰な量の薬、薬の相互作用、突然の消退といった薬の作用によるものなどがある。投与している薬を全て見直し、以前に投与された薬（アルコールについても明記する）について質問しなければならない。アトロピン、スコポラミン、利尿剤、ジゴキシン、フェニトイン、ベンゾジアゼピンなどの薬も混乱を起こす可能性がある。糖尿病を患っている終末期の患者の場合、インスリンや低血糖症薬を大幅に減らさなければならないため、せん妄をともなう低血糖症が急速に発症する可能性がある。

できれば、患者をよく知る人が状況を管理し、たくさん人が集まるのは避けるべきである（患者の状態を理解している身内は助けになる）。優しく話しかけ、冷静に、平然とした態度で接するように協力してもらう。スタッフは患者の態度に怒ったり、説き伏せたりしてはならない。原因を捜して治療を効果的に行う。

混乱の治療薬については、表２の７に示す。軽度、あるいは夜間の混

表２の７：せん妄の治療の薬効（文献60、64、65）

適応	薬	量	備　考
激昂する混乱	ハロペリドール（経口、皮下、筋肉注射） クロルプロマジン（経口、筋肉注射） メトトリメプラジン◇（経口、皮下） ロラゼパム（経口、筋肉注射） ミダゾラム（皮下）	初回 1回1.5～5 mg、必要なら繰り返す 維持 1回0.5～5 mg、2～12時間毎 初回：25～100mg 維持：12.5～50mg、1日3回 1回0.5～2.0mg、1～4時間毎 1日30～100mg	せん妄の治療薬として選択できる。錐体外路の副作用が起こることがある メトトリメプラジンはより鎮静作用が強いが、低血圧が起こる可能性がある ロラゼパムとハロペリドールの組み合わせで鎮静に使う。ロラゼパム単独では混乱が悪化する 激昂に有効
偏執的混乱	トリフルペラジン◇ クロルプロマジン	1回2～4mg、1日3回 1回25mg、1日3回	激昂の無いとき 激昂のあるとき
夜間の落ち着かなさ 混乱	チオリダジン（午後5時から9時までに投与する）	午後5時に25mg 午後9時に50mg	軽度の錐体外路副作用

乱に対しては少量の投与でよく、重症のものや激昂は最大量の投与が必要である。もし薬を繰り返し投与しなければならない場合は、経口か皮下で投与する。患者の状態が安定したらゆっくりと減量する。

認知症（器質性脳症候群）

認知症はニューロンの破壊によって発症するので、もとに戻ることはない。進行性の短期記憶障害と人格変化という形で潜在的に発症し、80

歳以上の人の20%にはある程度の認知症がみられる。患者は多くの場合、穏やかで活気が無く沈んでいるが、何か欲したり望んだりしたことを否定されると攻撃的になる可能性がある。知的障害が進むとコミュニケーションが困難になり、あたり前の行動を忘れてしまい、失禁などにつながる。神経に障害が出ると協調性を失ったり、自分で食事ができなくなったりする。

認知症のような症状が現れたら、まずは甲状腺機能低下症、パーキンソン病、うつ病、高血糖症、脳転移などのような、治るかもしれない病気の可能性を考える。もしこれらの病気であれば適切に治療しなければならない。

認知症治療の主な目的は、患者の生活の質を向上させて家族と看護する人を支え、負担とストレスを軽減することである。家族にとって認知症に対処することはとても困難であることを十分に理解し、患者に精神的、身体的な刺激を与えて孤立を避けるようにする。しかし、認知症の患者にとって何人もの専門家に診られることはさらなる混乱につながることを忘れてはならない。患者が自分でできることについては可能な限り自分でやらせるべきである。看護するスタッフは患者を尊重し、必要なら患者の周りで起こっていることを、注意深く説明する。なるべく患者が動くようにし、必要なら理学療法を頼む。身だしなみを整え、定期的に健康状態、特に視力、歯、聴力などの専門的なチェックを行う。回想治療は信仰心や現実適応能力を引き上げ、心を活き活きと保つことにつながる。例えば、患者が場所や季節、曜日などを思い出すように、なるべく家にいるような環境をつくり、本物のカレンダーを掛ける。ひとりでもグループでも、音楽を聞いたり、単純なゲームをしたり、会話を楽しんだりすることが助けになる。

認知症は活動ニューロンの欠落なので、通常量の向精神薬で簡単に過剰沈静となり、薬による治療は効果がない。しかし、夜間は弱い鎮静剤が必要な場合もある。

註

註 1　1990年時点では、WHO による緩和ケアの定義は「治癒不能な状態の―」とされていましたが、2002年以降は「生命を脅かす疾患の患者と家族に対して、身体的、心理的、社会的、スピリチュアルな問題を早期からアセスメントし解決することにより、苦痛を予防、軽減し、QOL を改善するアプローチ」とされています。

註 2　薬がどのような働きをしているか

註 3　1993年にヒギンソンが提唱。緩和ケア分野での多職種チームを多面的に、医療の質を監査すること。

註 4　著者ヒギンソンが1993年に提唱した STAS である。日本では日本語版 STAS-J がある。

註 5　1991年にカナダ　エドモントン地域で提唱された、0から10までの評価法。2015年に改訂されて、日本でも用いられている。

註 6　とん服と同意。

註 7　皮膚の下に埋め込む型のデバイスをポートという。カテーテルをポートに刺すことで、採血やカテーテル治療を安全に行うことができる。

註 8　とん服と同意。必要なときにだけ投与する。

註 9　傷みがあるときに、脊髄後根を A β などの太い神経線維を刺激すると、ゲートが抑制されて傷みが脊髄から脳へ伝わりにくくなる。

註10　痛みが末梢から脳に向かう経路。

註11　痛い場所周辺の A β 線維を刺激する治療法。

註12　鍼通電療法。体内に刺入した鍼を電極として、低周波を通電する鍼治療法。

註13　飲んでいた薬を止めたことによって、その薬に依存していた症状などが出てくる。

註14　ステロイドホルモンが過剰に副腎で分泌されて起こる症状。

註15　死前喘鳴とも呼ぶ。下咽頭に分泌物が振動して、ゼイゼイと聴こえる。

註16　鵞口瘡とも呼ぶ。乳幼児に多くみられる病気であるが、終末期や AIDS でも起こる。今回は「口腔ガンジタ」と訳を統一した。

註17　ドレッシングについては、日本褥瘡学会（2014年）では生色ガーゼドレッシング法が推奨されている。

註18　血液と同系色という意味を持つ。

註19　病院付き教会の牧師や司祭。

※　日本で販売されていない薬は◇印である。

※1　コデインは日本では鎮痛に保険適用はない。

※ 2　ジアモルフィンはヘロインと呼ばれ、日本では麻薬取締法により製造、所持はできない。日本では非経口投与はモルヒネだけが承認されている。
※ 3　日本ではヒドロモルフォンが2016年 3 月時点で承認申請中である。
※ 4　硫酸モルヒネは日本では経口投与のみが認められている。
※ 5　スコポラミンハイドロブロマイドは日本では鎮静薬としてのみ承認されている。
※ 6　ムカインは日本ではオキセザインと呼ばれている。
※ 7　コフェノトロープは日本では細菌用の薬剤として販売されていない。
※ 8　コリフォームは日本では細菌用の薬剤として販売されていない。
※ 9　カルメローストナトリウムペーストは日本ではバルコーゼ（R）として販売されている。
※10　トリアムシノロンアセトニドとして販売されている。
※11　トリメトプリムはバクタ（R）として販売されている。
※12　日本ではドスレピンと呼ばれている。

第3章　進行 AIDS と HIV 患者のケア

◈ 概　要

ヒト免疫不全ウイルス（HIV）に感染した人は、ゆっくりと免疫機能が抑制されていく。感染すると、最初の数週間以内に短いインフルエンザのような発熱があったり、血清変換にともなって発疹が起こったりする。この後は、数ヶ月～数年（時には10～15年というケースもある）にわたって患者は良好を保つが、患者のウイルスは性的な接触や血液を介して感染する。この時期の患者は、無症候性 HIV 抗体陽性であると分類される。

何らかの「誘発因子」がウイルスの複製を刺激してウイルスが増え始めると、CD 4 分子[註1]を運ぶ T ヘルパー細胞が破壊されていく。HIV 疾患や AIDS がどこまで進行しているかについては、CD 4 の値で免疫機能を測定するが、CD 4 対 CD 8 比率やベータ 2 マイクログロブリン、ネオプテリンのような因子の値なども用いられる。

CD 4 の値が下がって免疫抑制が進むと、体重減少、下痢、全身のリンパ節腫脹、発熱、口腔カンジダなどの症状が現れる。さらに、カポジ肉腫のようながん、あるいは HIV 脳症（または AIDS 認知症）や HIV 消耗性症候群のような日和見感染が確認されると AIDS と診断される。これらの日和見感染が認められず、AIDS と診断されていない進行期の HIV 疾患でも衰弱してつらく、死に至ることもある。

進行期 AIDS や HIV 疾患の患者に対する緩和ケアにおいては、次のような特別な特徴が見られる。

- 患者の状態に時々起こる突然の変化
- 合併症と診断された全ての病気に対して治療と維持と予防的治療が必要である
- 上記のことから多剤投与である
- 痛みや苦しみなどの症状を引き起こす日和見感染に対しては、例えば静脈注射などの積極的緩和や維持治療が必要である
- 病気や治療のパターンが変わる
- 患者の多くは若い
- 非常に多くの患者とその家族が、孤独や汚名、同情の欠落などを経験する
- ホームレスや身寄りのない人、支援を受けられない人など、複雑な社会的問題が関係している
- 多くの人がこの病気に罹っており、最新の研究や利用できる基金なども数多く公表されている

◈ 一般的な日和見感染[註2]

口腔と食道のカンジダ

口腔カンジダはとても一般的な感染症であり、無症候性から症候性HIV疾患への進行の目安となる。食道カンジダは、AIDS指標疾患であり、末期患者の場合は症状をコントロールするのが難しいかもしれない。食道カンジダに感染すると食欲不振、嚥下障害、胸骨背部の不快感や痛み、悪心嘔吐といった症状が現れる。口腔カンジダの場合は、フルコナゾール（選択薬）を１日150mg（またはケトコナゾールかイトラコナゾール）を投与する。症状がコントロールできたら、１日50mgを週に１～３回投与する。食道カンジダの症状をコントロールするためには、これらの薬１回200mgを１日２回投与するなど、より高用量が必要である。サイトメガロウイルスか単純ヘルペスの感染、あるいはリンパ腫によって潰瘍ができて、胸骨背部の痛みがひどければ取り除く。

サイトメガロウイルス感染（CMV）

CMV感染は一般に網膜炎を起こすので治療しないと失明するが、ガンシクロビルやホスカルネットで治療しても失明することがある。網膜炎の症状は特徴的で、出血すると「チーズとトマトのピザ」に似ているといわれる。急性期は多少紛らわしいので眼科医が診断すべきである。視覚の問題は真剣に受け止めて、ただちに対処しなければならない。通常の治療としては、ガンシクロビルかホスカルネットの静脈注射を毎日２～３週間にわたって投与し、その後は週に３～５回の静脈注射で維持治療を行う。失明や視力障害は患者の生活の質を著しく低下させるので、たとえ終末期でもこの治療は続けなければならない。

それ以外にも、CMVは腹痛や腹部の張りを伴う大腸炎を起こしたり、潰瘍を形成して腸粘膜から出血したりする場合もある。また、CMVは胸骨背部のひどい痛みや、嚥下障害を伴う食道潰瘍を起こす。これらの症状は、いずれもガンシクロビルかホスカスネットを静脈注射して治療するが、網膜炎の場合のような維持療法は行わない。終末期の患者は、播種性CMVやCMV肺炎などに感染することもある。

マイコバクテリア感染

結核で年間300万人が亡くなっている開発途上国にとって、HIV感染に伴う結核感染は大きな問題である。HIVは潜在的な結核を発症させる引き金となる可能性がある。西側諸国における肺結核患者は、HIVに感染している麻薬中毒者に多い。

播種性疾患を引き起こすマイコバクテリウム・アビウム・コンプレックス（非結核性抗酸菌症、肺MAC症）のような非定型のマイコバクテリア疾患は、進行したHIV患者では珍しくない。1990年以降のアメリカでは多剤抵抗性のマイコバクテリア疾患の患者が増加しており、世界の他の地域にも広がっている。

マイコバクテリア疾患の患者は、喀痰の細胞診で陰性で、マントゥーテストでも反応が出ないことがあるので診断が難しい。咳、体重減少、下痢、貧血、発熱、多汗などの症状が現れる。上記の症状コントロールに適した経験的な治療を受けるか、イソニアジドを使って予防的治療を始める。通常は、リファンピシン、エタンブトール、ピラジナミドまたはクラリスロマイシンなどの抗結核薬を3～4種類投与して治療する。吐き気、発疹、腹痛などの副作用があるので、吐き気が治まらなければ一時的に薬の投与を止める。薬の副作用で吐き気があるときには、ハロペリドールが効果的である。

マイコバクテリアが血液内や骨髄内に増えると、免疫が抑制されて患者は疲労や食欲不振、衰弱が進む。輸血すれば何週間か効果があるが、終末期になると輸血しても患者の生活の質が向上することはない。終末期には症状の治療ではなく、患者のサポートが重要である。

トキソプラズマ症

トキソプラズマに感染すると、胃腸管にタキソイド型で放出され、血流からすべての組織にひろがる。膿瘍をつくり、局所神経症状をともなう脳内病変の症状が現れる。脳生検を行えば診断を確定できるが、治療すべきかどうかについてはCTやMRIを行えば充分である。似たような症状が現れる脳内リンパ腫や進行性多巣性白質脳症との鑑別診断を行う。診断に沿って3週間治療を行ったうえでさらに検査を行う。もし治療方法を変更するなら、3週間治療を続けた後に生命維持治療へと移行する。一般的な治療としては、ピリメタミンとスルファジアジンを葉酸かクリンダマイシン、あるいは最近ならアトバコンとともに投与する。終末期の患者の場合は、投薬を続けてもトキソプラズマ感染が再発するかもしれない。頭痛、悪心、嘔吐、局所神経症状などは、通常の治療法で症状コントロールを行う。デキサメタゾンは頭痛などの症状に有効だが、病気の進行を隠してしまう。

ニューモシスチスカリニ肺炎（PCP）

PCPは気管支鏡や気管支肺胞洗浄、誘発喀痰による痰を顕微鏡検査し、組織を同定することでしか診断できない。多くの患者がかかる病気であり、進行にともなって何回も再発する。感染しても死亡することはほとんどないので、予防的な治療としてコトリマゾール（ST 合剤）を週に数回から毎日投与するか、2～4週間毎にペンタミジンをネブライザーで投与する。ダプソン（ジアフェニルスルホン）もまた有効である。

終末期には侵襲的な検査は適当でない。発熱があったり、空咳が出て呼吸困難になったりするが、胸部はなんともない。経口か持続皮下注射でモルヒネを投与し、咳や不安のコントロールを行い、呼吸困難を緩和する。

下　痢

下痢は症候性 HIV 疾患の進行の初期の兆候である可能性があり、病状の進行全体にわたって起こる。下痢の原因は表３の１に示す。

表３の１：下痢の原因

原　虫	クリプトスポリジウム ランブル鞭毛虫 赤痢アメーバ イソスポーラ
細　菌	サルモネラ 赤痢菌 カンピロバクター
ウイルス	CMV 単純ヘルペス HIV
マイコバクテリア	非結核性抗酸菌 結核菌

最近、長引く下痢を引き起こす原因のひとつとして特定されたのが微胞子虫で、腸のカポジ肉腫とリンパ腫も下痢の原因となる。

可能な限り下痢の原因となっている感染症などを治療する。しかし、例えばクリプトスポリジウムの根絶は非常に困難であり、再発は止むを得ない。クリプトスポリジウム症は広範囲に小腸の絨毛を破壊するため、たとえ原虫を取り去っても大量の水様性下痢が続く。

下痢が続くと体重減少、外出への不安、苦しみなどにつながるため、継続的に症状を抑える治療が必要である。神経系の副作用がないロペラミドは、常用量よりも多い32mgまでなら1日に投与できるので、2～4回にわけて投与するのがよい。ブスコパン（ブチルスコポラミン臭化物）のような抗てんかん薬を添加するときには、例えばイスパグラ◇（フィボゲル）かカオリン◇など、便の水分を減らすための膨張剤を加える。もしこれらの措置を行っても効果がない場合は、硫酸モルヒネの液や錠剤、徐放性製剤などの投与を検討するが、吸収される前に腸を通過してしまう可能性がある。症状をコントロールするには、経口投与ではなく制吐剤と一緒にジアモルフィンを持続皮下注射する。症状がコントロールできたら、経口投与に切り替えてもよい。クリプトスポリジウム症にともなう下痢の場合は嘔吐も起こるので、同じように制吐剤と硫酸モルヒネを持続皮下注射するのがよい。

単純ヘルペス

単純ヘルペスの感染は一般的で、口腔や食道、直腸肛門、膣に非常に痛い潰瘍ができる。直腸肛門感染はテネスムスとともに排便時の激しい痛みがある。治療はただちにアシクロビル1回400mgを1日5回、5～10日間投与する。局所アシクロビルクリームを塗布するのも即効性がある。鎮痛剤と局所麻酔ゲルなども効果的で、テネスムスにはクロルプロマジン1回25mgを1日3回投与するか、ニフェジピンカプセル1回10mgを屯用で投与する。患者はカプセルを噛み、薬を直接口腔粘膜から吸取するので速く効く。単純ヘルペスによって食道に潰瘍ができると、嚥下障害や胸骨背部の胸焼け、痛みを起こす。症状を抑えるには原因である単純ヘルペスを治療するのが最も効果的だが、ムカインやガビスコンのような制酸剤は不快感を和らげる。

帯状ヘルペス

水痘や帯状庖疹の原因となる帯状ヘルペス感染は一般的で、カルバマゼピンでコントロールされる程度のヘルペス後神経痛を引き起こす可能性がある。帯状発疹が再発すると、複数の皮膚神経支配に出現することがある。

クリプトコッカス髄膜炎

重度の髄膜炎を引き起こすクリプトコッカス・ネオフォルマンス感染症は急激に発症し、初期治療の後再発したり慢性になったりする。フルコナゾールの大量静注の後、経口で1回400mgを1日1回または2回投与して経過を見るのが非常に効果的である。頭痛が長引いたり何度も再発したりするが治療は難しい。リン酸コデイン1回60mgを6時間ごとに投与すると効果的だが、便秘などの副作用がある。

皮膚感染

非常に一般的である（表3の1を参照）

HIV関連神経学的問題

HIVの症状が進行すると神経学的問題が起こるもので、剖検によって90%かそれ以上にみられる。トキソプラズマやクリプトコッカス、マイコバクテリア、ウイルスなどの日和見感染をはじめ、脳性リンパ腫やHIVそのものなどが原因である。

進行性多巣性白質脳症（PML）

少数ではあるが、パポバウイルス群のJCウイルス感染によってPMLが起こる。局所またはびまん性の複数の病変が白質に発生し、非常に速く進行する。効果的な治療法はないが、当然のことながら対症療法とケ

図３の１：皮膚の問題

状　態	原　因	治　療
皮膚乾燥	中性脂肪減少を起こす長引く下痢による吸収不良	下痢と悪心・嘔吐のコントロール、食事と食欲の刺激、皮膚軟化剤
脂漏性皮膚炎	真菌や酵母感染をしばしば伴う	局所ステロイド、抗真菌剤クリーム、セルサンシャンプー◇、ベトネベート頭皮ローション
毛包炎（全体的な掻痒性の発疹）	真菌や酵母感染をしばしば伴う	抗ヒスタミン剤、オイラックス（クロタミトン）、疥癬を除く元素
乾癬	HIV+ve の初期症状	サリチル酸、コールタール、ジトラノール、強力な局所ステロイド
伝染性軟属腫	ポックスウィルス	フェノールや硝酸銀、寒冷療法
白せん	輪せん（たむし）	フルコナゾール、イトラコラゾール、グルセオフルビン、抗真菌クリーム
ノルウェー疥癬または痂皮疥癬	免疫低下による非常に大量の疥癬ダニ発生、診断の遅れ	ガンマベンゼンゼンヘキサクロリド◇を3回、最初は週ごとに数ヶ月経過をみる。強力な局所ステロイドは皮膚反応を減少させる。

図３の２：HIV 脳症

初期徴候	短期記憶喪失、断続的混乱、集中力の低下、人格や行動の変化
脳症の進行	びまん性神経学的徴候、運動失調、振戦、手足の脱力、調整能力の喪失
進行した脳症	全体的認知症、失禁、痙攣大発作

アは行う。症状の悪化にともなって患者に対するのと同じように、家族やパートナーに対するケアが重要になる。

HIV脳症またはAIDS認知症（ADC）

これは直接HIVによって引き起こされる。AZT（ジドブジン）が発症を遅らせることが示されており、初期においては時に改善がみられることもある。

初期段階においては鑑別診断を行うのが非常に難しい。他の兆候がはっきり現れていても、CTかMRIで脳萎縮が見られることはほとんどない。混乱や記憶障害を引き起こす原因が治療されて取り除かれていれば、精神測定が役に立つ。奇妙な行動や人格の変化が起こったら、患者やパートナー、家族らが不安や苦しみに対処できるように、精神医学的治療と繊細なケアを行わなければならない。途切れ途切れに混乱が起こる場合、患者は自分自身が混乱に陥っていることがわかるため、非常に不安になる。HIV脳症の患者は、特に抗精神薬に対して敏感になっているので、治療に抗精神薬を用いる場合は慎重に行うべきである。

末梢神経障害

つま先や足の裏から上の方へ、針などで刺されたような刺痛、しびれ、衝撃痛などが現れる末梢神経障害は、HIVによって起こると考えられる。歩いている時の不快と痛みのため、運動ができなくなり、症状がコントロールされていない患者は車椅子を使わなければならなくなる可能性がある。カルバマゼピン1回100mgを1日に2回投与するか、バルプロ酸ナトリウムで良好にコントロールできる。灼けるような感覚があるときは、アミトリプチリン1回25mgを1日に2回か3回投与すると効果がある。また、抗てんかん薬を三環系抗うつ薬とともに用いるのがより効果的な場合もある。それでも痛みがなくならなければ、NSAIDs（非ステロイド系抗炎症剤）か硫酸モルヒネを加えると痛みを改善させることがある。カプサイシン含有クリームの局所適用も効果がある。

◈ HIV 関連のがん

カポジ肉腫（KS）

AIDS のがんとして最も一般的なのがカポジ肉腫（KS）で、性的伝染による HIV 感染でも発症する。証明されてはいないが、発症には遺伝的要因が関わっている可能性がある。AIDS 関連 KS は、赤紫の皮膚病変がみられ、通常痛みはないが、特に顔に発症すると患者は見た目で苦しむ。そのようなときにはカモフラージュメイク（赤十字の助言）が役立つかもしれない。顔でもそれ以外の場所でも、初期の病変に対しては放射線治療が効果的である。進行にともなって KS 病変の数は増えていき、局所痛、潰瘍、リンパ浮腫などの問題が起こってくる。また、体重減少や発熱（他の原因のない）なども起こる。また、KS は食道や口蓋や歯肉を含む胃腸粘膜、そして肺のような内臓にも広がる。化学療法は、ある時点までは KS をコントロールし、減少させるのに非常に効果的である。AIDS 関連で死に至る他の病気を発症していない患者は、最終的に非常に広範囲にわたって播種性の KS を発症する。放射線療法を行うと後に激しい痛みをともなう潰瘍ができることがあるので、傷の管理とともに鎮痛薬が不可欠である。通常、適切なオピオイド治療とともに NSAIDs（非ステロイド系抗炎症剤）を投与するとコントロールでき、口腔顔面浮腫にはデキサメタゾンが劇的に効く。

患者は自分の外見に非常に苦しみ、自意識過剰になったり自己嫌悪に陥ったりする。ケアする人は、患者にいやいや近づいたり、触れたりする態度を見せてはならない。とても繊細な支えが求められる。終末期になると播種性の KS が皮膚をたやすく壊すので、褥そうを防ぐために適切なマットレス上で看護しなければならない。

リンパ腫

AIDS で最も一般的なのが、悪性度の高い β 細胞リンパ腫である。CNS、骨髄胃腸管、肝臓、心臓、肺、リンパ節に広がる。化学療法によって一時的に良い寛解率が得られているが、全体的な予後が良くなるわけではない。

原発性脳リンパ腫

AIDS患者は依然として増加しているものの、治療法の進化にともなって生存期間中央値は延びており、死因としては原発性脳リンパ腫が増加している。トキソプラズマ症やPMLなどの症状との鑑別診断を行うが、原発性脳リンパ腫には局所神経的兆候が見られる。脳生検を行えば確定診断できるが、いずれの病気にしても予後は良くないので脳生検を行うことはほとんどない。放射線治療すら行わないこともある。トキソプラズマ症が疑われるときには、2～3週間治療してみてから反応を見る。放射線療法を行えば初期反応があるかもしれないが、できるだけ長く生活の質を維持するために、頭痛、悪心、嘔吐、発作などに対する対症療法が不可欠である。

◈ AIDSの痛み

AIDSやHIVの患者の60%以上は、激しい痛みをともなう症状を発症する。KSやリンパ腫、日和見感染、そしてHIVそのものが痛みの原因となる。HIVに直接関連する最も痛みを伴う症状が末梢神経障害である。単純ヘルペスやCMV潰瘍のいずれも、リンパ腫や髄膜炎のような頭蓋内病変とともに激しい痛みを引き起こす可能性がある。可能なら、痛みを管理するために原因を突き止めて治療する。AIDSの痛みコントロールは、がんの痛みコントロールの基本原則と同じである。終末期の患者に共通する他の症状に対しても、この原則に則って対処する。

◈ 死亡診断書と遺体バッグ

汚名や偏見、そして恐怖がまだこの病気を取り囲んでいるため、多くの医師や病院の職員は高度な機密保持で社会から患者や家族を守る方法を編み出してきた。そのひとつが死亡診断書である。英国において死亡診断書は公開文書であり、マスコミをはじめ誰にでも公開されている。患者や親戚が希望すれば、多くの医師はHIVやAIDSに対する社会の態度が変わるまで死亡診断書にAIDSと書くことはない。適切な機関に正しい統計情報を届けるために、秘密裏に別の書類が送られる。あるいは、死亡診断書の裏にある死因については問い合わせてくださいという項目にチェックしておく。

英国の厚生省のガイドラインによると、HIVで死亡した遺体には「感染の危険」と書かれたラベルを貼り、同じラベルを貼ったプラスチック製の袋に入れなければならない。HIVの患者に関わる医療関係者や家族は、そのような遺体バッグを取り扱う地域の葬儀屋について知っておくことが重要である。葬儀屋が診断名のラベルを見た瞬間に拒絶したら、家族は不必要な苦しみに襲われるからである。

註

註1　リンパ球のヘルパーT細胞の細胞表面の糖蛋白に、CD 4とCD 8がある。CD 4のついたリンパ球は免疫応答を助ける。

註2　日和見という言葉通り、宿主の抵抗力が弱っている時に病原性を発揮して感染するもの。

第4章 死の生理学

死への過程を話し始めるのは、臨床検査の結果から死の到来がさほど遠くないと医者が判断し、患者の病気を積極的に治癒する努力を止めたときである。これは、患者の苦痛を和らげ、残りの数日か数週間、あるいは数ヶ月を快適に過ごすことができる継続的なケアが確保されることと大いに関係している。

心血管系、肺、胃腸管、腎臓、中枢神経系からなる５つの生命維持系は複雑な相互作用があり、もしひとつの系が崩れたら他の系も倒れ始める。弱ったところが増えるにともなって、症状は万華鏡のように変化しながら増えていく。わたしたちは患者を治癒することが出来ないことを知っているので、わたしたちにできることは、どんな症状も患者に苦痛をもたらすことのない、しっかりとした緩和ケアだけである。

◈ 死の原因

終末期になると、患者には常に突然死の可能性があることを受け入れさせると同時に、あらかじめ病気について充分で簡単な説明を行って家族に警告を与えておかなければならない。

腫瘍、大血管のびらん、肺や脳の大きな塞栓、深刻な心不全、急性肺水腫などによって突然の内出血や出血が起こりうる。

ひとつ、あるいはそれ以上の主要な系統の機能不全が進行することによって、患者はゆっくり命を閉じる方向に向かってゆく。

◈ 心血管系

心臓そのものの異常、例えば冠疾患があれば不整脈になりうる。ショック、または出血などのような循環血液量の減少があるかもしれない。他のシステム障害、例えば電解質異常や強い貧血なども心機能に影響する。心臓ポンプ機能に欠陥があれば、他の部位で低酸素を起こす。

主な蘇生処置は、終末期にともなう心不全とは別のものである。どのような症状で患者が苦しんでいるのかに集中してコントロールすれば十分である。

◈ 呼吸器系

肺機能異常による酸素欠乏は、感染、腫瘍浸潤、気管支攣縮または喘息、浮腫、胸水、気胸または梗塞などによって起こる。専門的な症状治療によって、これらの症状からもたらされるあらゆる苦しみを緩和しなければならないが、脳低酸素状態の進行の可能性は残る。一般的に死因となるのは、肺炎につながる感染症である。

◈ 消化管系と腎臓系

閉塞、感染、腫瘍浸潤、肝不全または腎不全などが、心臓や脳の機能に影響する毒性や電解質異常の原因となりうる。特に尿毒症はよくみられる。

◈ 中枢神経系

神経系の症状は一人ひとり異なる。脳と脊髄（固い骨構造に包まれている）は、圧力が高まったり隙間が埋まったりすると特に傷つきやすい。中枢神経系が損傷する原因は、髄膜炎、脳炎、脳膿瘍などの感染症、あるいは血栓症、出血、閉塞といった血管の狭窄や閉塞、または腎不全、肝膿瘍、薬などの毒によるものや代謝異常、そして、原発性、あるいは転移性の悪性腫瘍、さらには循環不全や肺機能障害による低酸素症などがある。低酸素症と脳の血液循環の低下は、乳酸などの有毒な代謝産物を蓄積させる。これが頭蓋内圧を上げて循環と酸素供給をさらに減少させるため、浮腫が始まって脳死の大きな原因となる。

進行期の中枢神経系の機能不全の兆候は、混乱と見当識障害、嗜眠と無感覚、昏迷、半昏睡や昏睡などである。悪化は不均一で、ある状態から別の状態に著しくゆれる。

脳障害が起これば、例えば片麻痺や、手や足の痙性など、患者の姿勢に様々な麻痺が起こりうる。

除皮質姿勢は、傾眠や昏睡状態で起こる。刺激によって患者はつま先を内側に下肢は伸展し、上肢は屈曲する。

除脳硬直は深い意識障害をともない、下肢と腕は伸展し手掌は外側を向く。

半昏睡状態の時は、脳が感覚刺激に反応する。深い昏睡と呼ばれるものは反応がないが、皮質リズムは比較的安定したパターンが残っている。呼吸が止まる前の最後の1時間にみられる終末期の昏睡は、皮質リズムがゆっくりと等電位になって消えるが、まだ不可逆的ではない。

脳の低酸素症が悪化すると、瞳孔が拡大し、最終的に対光反射が反応しなくなる。血圧が落ち、脈が急速に弱くなり不規則になる。時に痙攣が起こる。大脳低酸素症で非常によく見られるチェーンストークス呼吸は、深い呼吸が無呼吸に妨げられて起こり、この無呼吸がさらに長くなっていく。

◈ 死への近づき

この段階の患者を独りにするべきではない。誰かが傍らで手を握って静かに座っていることが、患者にとって大きな慰めや支えとなる。これは、家族や友人がいつものように注意深く過ごす時間である。例えば、呼吸のパターンの変化や治療の性質と目的など、彼らは何が起こっているかについて充分に知らされ続けるべきである。この期間を通して、彼らの悲しみ、苦悩は絶え間なく支えられなければならず、特に死の直後には支えが必要である。

この時期の不安定状態は、モルヒネを突然に止めたり減らしたりしたときのように、薬の消退現象に依るものかもしれない。患者が経口で投薬を受けることができなければ、ごくわずかな量で十分なので、注射で投与を続けるべきである。

便のつまりは多くの不快な原因となるので、つまらないようにする（86ページ「便秘」を参照）。患者が落ち着かなくなる原因として一般的だが見過ごしがちなのが尿うっ滞で、カテーテルを必要とする。ぎこちない姿勢や圧痛を感じながら横たわっているのは、明らかに不快である。口や眼の極度の乾燥もまた不快である。メチルセルロース◇を使って保湿すると非常に滑らかになる。

大きな呼吸雑音（ラ音）は、患者が咳で排出できない気管と喉頭の分泌物のためである。多い場合は、分泌物を排出しやすいように片側を上にした姿勢にして吸引すると良い。スコポラミン0.4mgの持続皮下注射も効果的だが、もし肺水腫があればフロセミドが必要かもしれない。落ち着きのない状態が続けば、表2の7に挙げた手段を用いる。

◈ 死の徴候

死とは脈と呼吸がないことであり、少なくとも5分間心臓と気管の聴診音がないことによって確認される。瞳孔は散瞳が固定して、眼底は網膜血管の血流断裂が見える。

◈ 脳幹死の診断と診断基準

脳幹機能が全て消失すると自発的な動きが無くなり、次のような状態となる。異常姿勢の消失、言い換えれば除皮質姿勢や除脳姿勢が消失したとき、痙攣反射の消失（これらの動きは大脳皮質で起こり、脳幹を通して伝わる)、自発呼吸の消失、脳幹反射、言い換えれば瞳孔の対光反射や角膜反射、前庭眼球反射の消失などである。また、鼓膜に氷水を流して起こる眼球偏位（または一側だけでも）は脳幹細胞が生きていることを示す。三叉神経の刺激入力（眼球の上を圧迫する）に反応する顔面の動きが消失する、眼球大脳反射の消失（“人形の目”の眼球運動は脳幹細胞が生きていることを示す)、嘔吐反射の消失。

脳幹死と診断するには、その前にこれら全ての脳幹反射が消失していなければならない。

死後硬直は筋肉の拘縮であり、大体死後２～４時間で現れ始め、関節が固く動かなくなり、48時間以内に完全に固くなる。下顎から下方向へ向かって全身を包むように硬直し、逆方向に消滅する。暖かい部屋などで明らかな筋肉活動の時に死が起こると、早く硬直が始まる。死によってアデノシン三リン酸（ATP）が減少するという化学現象によって死後硬直が進むのである。

◈ 移　植

患者は時に、医学研究のために自分の死後の身体を寄付する意志を示す。彼らにこのことを書き残すように頼むか、それが不可能なら口頭で２人の証人の前でその意思を知らしめようにしなければならない。そして、症例記録に残されるべきである。

HM 解剖検査部（文献１）に連絡すると病理学的内容の提示が求められ、患者の死に際して必要な手順について受け入れられることを証明すれば解剖の指示が与えられる。

大きな移植は通常は外傷死の若い建康な人々から得られる。

移植のための腎臓の需要は高い。患者がドナーカードに同意か署名をしたら、患者が亡くなる前に最も近い腎センターに連絡する。

播種性の悪性腫瘍の患者からの臓器提供は受け入れられない。

角膜移植は非常に有用だが、70歳以下で眼疾患のない患者からだけ採取される。眼球は死後36時間以内に移植する必要がある。理想的には地域の眼科病院が患者の死の前から待機すべきである。角膜移植は、悪性疾患の患者であっても眼球が疾患の過程に含まれていなければ受け入れる。

患者さんとの思い出―10人の看取り

◈ 最期まで自分の生き方を貫いた、魚河岸の男の優しさ

がんという病によって満身創痍となってもなお、自分の生き方を最期まで貫き通す患者さんは少なくありません。その1人が、聖路加病院の近くにある日本有数の卸売市場、築地市場でマグロ卸の仲買人として活躍していた50代のGさんです。緩和ケア病棟に入院しながら、最期まで愚痴や悔いや寂しさを口にすることも弱さを見せることもなく生き抜いた、男気あふれる50代の男性をご紹介します。

10代の頃から築地市場で修行を始めたGさんは、深夜2時に起床して3時には市場へと出掛ける毎日を送りました。無口でしたが仕事は確かで、35年以上にわたって築地市場での仕事を続けた結果、気づけばマグロ卸の仲買人として重要な仕事を任されるようになっていました。結婚し、お子さんが2人いましたが、生活の時間帯がずれていたために顔を合わせる時間はほとんどありませんでした。

翌日の仕事に備えて毎晩7～8時に就寝していたというGさんの唯一の楽しみともいえるのが、仕事が一段落したお昼すぎに、大好物のマグロを肴に日本酒を飲むことでした。マグロを肴に独りで日本酒を飲み、1日に2箱もショートピースを吸う。そんなGさんについて、お子さんたちは「仕事一筋の古い日本男子」だと感じていたといいます。

魚河岸の男というと屈強な男性というイメージがありますが、Gさんはそれほど身体が丈夫ではなく、子どもの頃には肺結核に罹って2度の入院治療を受けたことがあります。さらに、若い頃には大好きな日本酒を1日1升飲んでいたこともあり、10年前にはアルコール性肝炎になっていました。それ以来日本酒の量を減らし、またある時から咳が出始め

てタバコも止めました。しかし、タバコを止めたにも関わらずいつまでも咳が止まらなかったため、聖路加病院の内科を受診して肺がんが見つかったのです。亡くなる約3年前のことでした。

肺がんが発見された時にはすでに手術が難しい段階で、化学療法も有効でないタイプと診断されました。そのため、通院で放射線治療を1ヵ月間続けました。ところがその2ヵ月後には、がんが両肺の全体に転移していたのです。私たちに対して、Gさんは「最期まで市場のセリに出たい」「入院したくない」と強く訴えました。そのため、咳を止める一番軽い麻薬を内服しながら早朝から仕事に出る生活を続けることになりました。肺がんの発見から2年半経った頃には、自宅でも仕事場でも携帯用の酸素ボンベを背中にかついだり横に置いたりして、酸素を吸入する在宅酸素という処置をしながら仕事を続けたのです。そんな状態で、Gさんは1ヶ月ほど市場に出ていました。

ところが、いよいよ血痰と胸痛が出て内科入院することになり、その2日後には緩和ケア病棟に転科して来ました。このとき、肺に最初にできた病巣が肺の上部にあり、大きな腫瘤となって周囲を圧迫していました。肺はつぶれ、血痰が一日にコップ一杯ほど出ており、首から上、特に脳に行く血管の血流が減ってきて失神やめまいも起きていました。また、腫瘤は気管や食道も圧迫し、呼吸や食事もしづらくなっていました。

私は、ここまで苦しい症状がある人が、早朝から仕事に出て大きな声でセリをしていたということが信じられませんでした。そこで私はGさんに「呼吸の苦しさは薬で楽にしますから、ご家族の皆さんとゆっくりと過ごしてください」と勧めたのです。ところが、彼は受けつけてくれません。Gさんは私に「酸素を鼻から吸って苦しそうにベッドにいる姿なんて誰にもみせたくない」とおっしゃるのです。そんなGさんのことを、奥様は「男気のある人なんです。それを一番大切にしていました」と理解されていました。

Gさんは奥様にも身の周りのことを頼むだけで、それ以上は傍にいることを求めません。さらに、2人のお子さんに対しては「部屋に入ってくるな」と言ったきり、会おうともしませんでした。そして、Gさんの気持ちは変わらないまま、日にちだけが過ぎて行きました。

そんなGさんを診察された日野原先生は、最初に症状に関することではなく、仕事のことを尋ねられました。

「あなたは仕事が好きなんですね。どんなことをするんですか？」

無口なGさんでしたが、仕事の話を聞かれるとぱっと表情が変わりました。

「もう三十年以上、朝の暗いうちから毎日市場に出てきたんだ。日本一のマグロを見てきたんだから他の人間には負けないよ。築地の魚河岸は、男の中の男の集まりですよ」

そんなGさんの話を聞いて、日野原先生はおっしゃいました。

「今、酸素を吸っていても、血痰が出たりして息が苦しいですね。それでも奥さんやお子さんにお世話してもらいたいとは思わないんでしょうね？」

「そうです。嫌です。絶対に嫌です」

Gさんの病室を出られた日野原先生は、成人に達した2人のお子さんと奥様に会い、話をされました。

「お父さんは強い意思を持っていますね。だから、お父さんが思うようにしてあげてください。あなたたちが泣いていてはいけません。お父さんは悲しみますよ。お父さんは自分の生き方を通しているんです。分かってあげてくださいね」

そして私たちに対しては次のように言ったのです。

「どの病院も『患者さん中心』と言いますけれど、日本の病院が本当にそうなっているかと疑問に思うのです。医療者も患者さんも皆の考え方が変わらないと、真の意味での患者さん中心というのは実現しません。日本では医者が中心となって患者さんを管理する構図が、もう出来上がってしまっています。これをひっくりかえすということを行わない限り、真の意味での『患者さん中心』というのは難しいでしょう。ですから、変化は少しずつ、忍耐が必要です。急いではいけません。時があります。待っていれば、時が必ずやってきます」

それ以降、緩和ケア病棟では真の患者さん中心を目指し、Gさんの意思を尊重しながらケアするための体制を整えました。看護師が中心となり、チーム全員が常に注意深くGさんの部屋を見守ります。Gさんはたとえ息が苦しくても、ベッド脇の簡易トイレを使おうとしませんでした。病室内の頭上にある酸素のコードを長く延長して、酸素を吸いながら約2メートル先のトイレまで行くのです。しかも、トイレまで歩いて行く時も、用を足している最中も、決してコールをしません。困った看護師たちが何度コールを押すように頼んでも、Gさんの意思は全く変わりませんでした。トイレのドアを閉めて、「入ってこなくていい」と言うのです。

やがて、亡くなる1週間前になると固形物が食べられなくなり、お見舞いのメロンや五月の節句の柏餅などはごく小さく切って食べていただきました。それでも「点滴は一切してほしくない」と拒否。そして「その代わり」と、毎日夕方に日本酒を一合、杯に注いでおいしそうに飲むのでした。そして、亡くなる4日前には肺の腫瘤に圧迫された神経のために、声帯の筋肉が麻痺して急に声が出せなくなりました。

チームはGさんの意思を尊重しつつ、声を出せないGさんを見守るために頻繁にGさんの部屋を伺うことにしました。全身状態から、その時は今日明日だと思われ、チームは緊張していました。それでも、Gさんは家族を部屋に入れようとしません。そこで、家族には別室で控えてもらうことにしました。

その夜、ふと看護師が気になって部屋を覗いてみるとベッドにGさんの姿が見えません。探すとドアが閉まったトイレに酸素のコードが入っています。看護師が「大丈夫ですか」とドアを叩いても返事がなかったため、声をかけたうえでドアを開けると便器に座ったまま意識が薄れているGさんの姿がありました。このとき呼吸は止まっていなかったので、私はすぐに両手でGさんの胸を包み、胸郭の外から「吸う」「吐く」のリズムを助けました。同時に酸素マスクで酸素も送りましたが、次第に呼吸は弱まり意識は薄れていきます。

私たちはGさんの意識が完全になくなる前に、心臓が止まる前に、別室で控えていた奥様と2人のお子さんをベッドの傍にお呼びしました。家族の皆さんがGさんを取り囲み、手をさすり、胸をさすりしながら、耳元で声をかけます。

「お父さん。今までずっと長いこと、家でみんなと一緒にいてくれてありがとう」

「頑張って仕事して私たちと居てくれたんだね。お父さん、ありがとう」

やがて、静かに心臓が止まりました。Gさんの表情に苦しんだ様子は見られず、まるで微笑んでいるようでした。病状が進んでもなお酸素ボンベを背負って働き、自宅で過ごすことにこだわったGさん。最終的には病院に入院しましたが、病院でもあまり人の力に頼ることなく、最期まで自分の生き方を貫かれたのでした。

緩和ケアにおいては、特に看護師の負担が大きくなります。緩和ケア科は他の病棟よりも患者さん1人に対して多くの看護師が配属されていますが、立ち上げ当初は患者さん1.3人に対して看護師1人という割合でした。その頃、私は看護師の一人ひとりに「あなたの白衣の背中から、本当に天使の羽根がみえるわ」と、心から尊敬の念を持って声をかけたことを覚えています。

このような緩和ケアの精神は、日野原先生が日頃からおっしゃっている「医療は多くの専門家とボランティアによって力が発揮される。すべての部分の才能、力量が発揮されてこそ、その統合した時の力は何倍にもなる」という、医療において最も大切なことを体現しているといえるでしょう。

◈ 一度も苦しいと言わずに逝ったニッポンのサムライ

Hさんに最初にお会いしたのは、病棟のエレベーターにお迎えに行ったときでした。私たち緩和ケア病棟では、患者さんが入院される時は笑顔でお迎えに玄関まで行くようにしています。頬がほっそりしているHさんは、「ここに入れて安心しました」とおっしゃって握手を求められました。そんなHさんが入院されてから亡くなられるまでの2ヵ月間、ご自身の著書にも顕われている並はずれた自制心と誠実さを発揮し、ご家族と愛にあふれた時間を過ごされました。そんなHさんの在り方に、私たち医療者は多くを教えられることになったのです。

Hさんは二代続けての外交官一家で、英国大使を最後に退職された後は執筆活動をされていました。病気が分かった9年前には博学な生物学の本を出版されて日本エッセイスト・クラブ賞も受賞されています。病気が見つかったきっかけはかかりつけの病院での健康診断で、その後の精密検査で三重癌と診断されました。これは別々の3つの臓器に細胞も異なる3種類のがんが同時に進行した状態で、極めて稀なことです。

その病院に入院し、三つの臓器それぞれに対して切除術、拡大摘出術、そして腫瘍を溶かす手術を行いました。さらに、手術後には全身の化学療法を受けました。このような万全の治療を受けながら、不幸にも約1年後の検査で1つのがんが増大していることが分かったのです。ひとつの腫瘍でも体力が落ちるものですが、この頃になるとHさんは食欲もなく、元気もなくなっていました。その結果、本人が希望されて緩和ケア科に転院することになったのです。

入院当初、ご家族からは「まだ本当の病状を話さないでほしい」と言われていました。そしてHさんご本人も、私たち医療者に対して何も聞こうとしませんでした。

これを緩和医療では「患者さんに悪い情報を伝える（告知とは呼びません)」医療行為と言います。この医療行為には、病名、病状、余命などの種類がありますが、医療倫理学的にご本人が希望しない場合はその意思を尊重しなければなりません。そのような考え方について、私は20年前の英国研修の際に「水差しからジャーッと水をかけるような伝え方ではなく、レゴを積むように慎重にするべきである」と教えられました。また、「悪い知らせを医療者が（チーム全員で）共に受けとめ、哀しみ、あるいは希望を持ち、ずっと支えますという態度で行うべきだ」とも指導されました。そのため、私たちもそのような姿勢で患者さんたちと接するように心がけているのです。

Hさんが病状について何もお聞きにならないので、入院後も数週間はがんの進行をチェックする検査すら行いませんでした。そんな数週間の間に、Hさんは精神的に安心されたためか食欲が増し、笑顔が見えるようになりました。Hさんの奥様は、誰もが「こんな女性になれたら」と憧れを抱くような賢明で品格ある女性で、毎日朝早くから夜遅くまで面会に来られます。また、娘さんが2人いて、Hさんは常に3人の女性たちに囲まれているのです。ベッドに座るHさんに対して、奥様と2人の娘さんが「パパ、素敵よ」「パパ、大好きよ」と言い続けます。そんな3人の女性たちに囲まれながら、Hさんは眼を細めてニコニコしています。Hさんの病室は明るくて笑い声があふれており、かなり手前の廊下にいても「ああ、あの笑い声はHさんの部屋だ」と分かるほど。私も診察に訪れるのが楽しみだったことを覚えています。

おひとりの時に部屋に伺っても、Hさんはさっとベッドに起き上がられ「大丈夫です。なんともありません」と言われます。一度郷里の話になり、「先生も九州ですか。私の故郷は熊本なので、いつも外国の大使館で行うカラオケ大会ではこの唄を歌うのですよ」と、「馬追い唄」を歌われたこともあります。人生のほとんどを外国で過ごされたなかで、遠い昔の故郷の唄をいつも胸に抱いて生きていらっしゃったのだと感じさせるような、低い、よく通る歌声でした。

なかでも眼を輝かせて話されていたのは、やはり外国生活の思い出でした。特に英国での大切な経験の話は忘れられません。日本を代表して世界を駆け巡られたのですから、理不尽な、つらい立場の時もおありだったことでしょう。いつも「苦しくはありません」と言われて、「どうぞ座って。話しましょう」と、愉快な体験談で私を魅了されるのでした。

入院から1ヵ月が経った頃、腹痛を訴えられたので進行具合の検査を行いました。肺転移や肝臓転移、腹腔内転移などがあり、胸水腹水も増えていました。ここに至るまで、Hさんは「何ともありません」と言い続けていました。私はそんなHさんに「肝臓が腫れてきています」と病状が進行していることを伝えました。

それでもHさんのスマートな話と表情が変わることはありませんでした。Hさんは恐らく、ご自分の病状についてすべて分かっていらっしゃったのでしょう。やがて、ベッド上で座っていないと胸と腹が苦しそうな様子を見せるようになりました。そのため、痛みとだるさや吐き気を取る薬、癌の腫れを抑える薬を使いましたが、たとえば針をさすといった侵襲的処置などの積極的な処置はご本人が希望しませんでした。食欲はなくなり、病状はすでに余命が週単位か、と思われる段階になっていました。

その頃になると、ご家族が夜中も一緒に過ごせるように簡易ベッドを備えた広い部屋に移られました。夜は交代で家族のどなたかが泊まられ、家へ戻った人は翌日に何かお土産を持参されるなど、Hさんは多くの時間を家族と一緒に過ごされました。夏空のように明るい娘さんたちといつもユーモアを忘れない奥様。いつもどなたかが背中をさすり、足をさすり、Hさんを取り囲んでいます。私が部屋へ伺うと、「パパ。素敵よ。そのパジャマ」といった会話が交わされており、つい私も「いつも素敵ですね」と輪の中に入ってしまうのです。Hさんの部屋は常に明るい光が差し込んでいるようで、素敵な笑い声が変わりなく部屋を満たしていました。

入院から2ヵ月が経ったある日、高熱が出ました。ついにその時がやってきたのです。呼吸状態は悪く、薬にも反応しません。その日は夜まで症状が悪くなるばかりでした。そこで私は奥様に「何か助けが必要な時はいつでもコールしてください。これからは意識が低下していきますから、ご家族でいつもと変わりなくお過ごしになって、耳の近くで話しかけてください。もし呼吸が止まったら、その時の時間を大体で良いので覚えていてください。ご家族だけで十分に過ごされてからコールしてくだされば良いです」と伝え、病室を出ました。

病院では、処置が必要な時などに「ご家族は後ろにいて離れて下さい」と言われることが度々見受けられます。しかし本来、医療チームは黒子です。患者さんは愛する人たちに一番近くへ来てもらい、残り少ない時間を過ごすべきなのです。そのため、緩和ケア科においては、患者さんが最期の数時間だと思われるときに家族以外の医療者が患者さんの体を触っていてはいけないと指導されるのです。

この日、私は夜中の2時頃に呼ばれて病院に駆けつけました。Hさんはご自分で歩いてトイレへ行こうとされました。ご家族に支えられ、スタッフもみんなで支え、途中で息苦しくなっても自分の足で行かれました。娘さんたちは暗い顔を見せることなく、「パパ。すごいわ」とHさんを讃えます。ベッドに戻ると起座呼吸で表情は苦しそうになりますが、「酸素はいらない」といい、また穏やかになりました。やがて少しずつ血圧が下がって意識が薄れていきました。私は部屋を出て、家族だけで過ごしていただくことにしました。亡くなられたのは夜明け前でした。

亡くなる日の朝、Hさんは奥様に「もう戦いは終わった」とつぶやいたそうです。私たちは結局、最期までHさんの口から「苦しい」という言葉を聞くことがありませんでした。Hさんは立ち居振る舞いが紳士であったというだけでなく、死ぬまで闘い続けるサムライの魂をお持ちでいらっしゃったのだと感じました。続けて奥様はおっしゃいました。「ここは彼と私たち家族にとって地上の楽園でした。亡くなった今はすがすがしい気持ちでさえあります」

◈ 過剰な治療を拒否し、戦争への思いを遺した89歳

10年以上前から、日野原先生は75歳から84歳までは新老人であり、85歳以降を真老人として、そこから「愛する、耐える、創める」ことを勧めておられます。しかし、高齢であることを理由に職場や家庭などで差別されることを指すエージズムは、医療の現場においても例外ではありません。例えば「もう80歳だからこの検査をする必要はないでしょう」とか、「この治療やこの注射はしなくてもいいでしょう」などと差別されるという事例も少なくないのです。これは電車やバスのシルバー優先とは逆で、高齢であるということが過小医療につながる可能性があるという現実なのです。

一方で、日本老年病学会は1日当たりの医療費の上限を決めて、その範囲内で医療を行う包括医療を推進することで、延命だけのために医療費が高額になる過剰医療を防ごうとしています。現在、65歳以上の患者さんの医療費だけで、約30兆円という日本の全医療費の50% 以上を占めているのです。病院での長期入院や技術や薬の進歩にともなう先進医療なども、医療費高騰の原因のひとつと言えるでしょう。私たちはこの現状をしっかりと受け止めて見直さなくてはなりません。日本老年病学会は、2001年に掲げた「立場表明十三項」において「差別に反対し、思想を尊重し、自律性を保証し、多職種による集学的ケアをし、家族のケアをし、客観的社会的な QOL 向上を目指し、包括医療のなかで、適正な全人的医療を行いその研究をする」と表明しました。この考え方は、まさに終末期の緩和ケアと同じといえるでしょう。

高齢者の QOL を向上させるために必要なのは、長期の入院や先進医療ではありません。とはいえ、「もう高齢なのだから何もしなくてもいい」と言っていいはずもありません。必要なのは高齢者の希望に沿った適正医療をすることです。例えば、指定施設（介護福祉、介護保険、療

養型医療）や在宅で、介護保険を利用されて必要な医療を受け、老いていく現象に対してのリハビリを行い、できる限り社会的に長く生きていけるようにすること。それが高齢者にとって必要なターミナルケアです。日本はそろそろ高齢者に対する医療について考え直さなければならない時期に差しかかっていると思います。

次にご紹介するのは、がんを摘出する手術をご経験されて、自分で「もう何も治療をしてほしくない」と決断されたMさんです。

Mさんが緩和ケア病棟に入院したのは89歳のときでした。その7年前に大学病院で胃を少し残した胃がん摘出手術を受けており、ほぼ治ったと考えられていました。ところが入院の3ヵ月ほど前から腹が張ってきて、次第に咳と痰が増えました。息切れもするようになっていました。そこで自宅で医者に往診してもらったところ、胸水と肺転移と診断されたのです。病気と診断されてからご自宅で要介護4（生活全てに介護の必要）の認定を受けて3ヵ月間過ごし、最期は緩和ケア病棟でというご本人の希望で入院しました。

入院された時は、右肺全体ががんで占められ、中心に位置するはずの気管は大きく左に偏っていました。がんによる細胞の破壊も進んでおり、腎機能も低下していました。しかし、Mさんが口にする症状は「息が苦しい。胸が痛い」というものだけでした。余命が今日明日かと思える症状にもかかわらず、Mさんの精神力は並大抵の強さではありません。「最期は自分の思うように死なせてほしい」と自分の意思をはっきりと口にし、「何をしても最期だと分かっていますから、余分な治療はしないでほしい」「命は惜しくない。自分の思うように静かに死にたい」とも言われたのです。Mさんはそのように意思をもって生きてきた方であり、死ぬ瞬間までそれを貫きたいと考えたのでしょう。そんなMさんの気持ちにお応えしたい、と私は強く思いました。

そこで私は、呼吸困難と痛みをとるための持続皮下注射を行い、胸水と腫瘍が圧迫している症状を抑える薬を加えました。この処置によって少し息苦しさが治まりました。一方で点滴は拒まれたので、カルピスを凍らせたものを小さく砕き、奥様のスプーンから味わっていただきました。

そんなＭさんを診察された日野原先生は、Ｍさんに対して「あなたは私と同じ位のお歳ですね。私たちの身体ですと、酸素（血液中の酸素飽和度）はね、若い人とおなじような九五％以上必要ということではないのです。余分なんですね。トイレに行ったり食事をしたりしても、まあ七五％もあれば十分ですね。あなたは苦しいと思う時にだけ酸素チューブを付けてください。苦しくないのなら、必要ないですよ」とおっしゃいました。

実は、高齢者にとって過剰な酸素吸入はかえって身体を傷つけることにもなりかねません。日野原先生はそのことを伝えられたのでしょう。

Ｍさんは聴力も判断力も全く衰えておらず、時間を惜しむかのように「語りたいことがまだたくさんあるから、先生に聞いてほしい」と私におっしゃったのです。Ｍさんが「語りたいこと」とは、ご自身が経験された戦争の話でした。

「戦争中の話はしたことがなかった。今、どうしても話したいのです。人殺しが正しいことだったのです。人を欺くことも嘘をつくことも、正しいことだったのです。先生にはわかりますか？」と私に語りかけました。

「命をかけて戦争に臨んだ自分たちは、何も真実を知らされていなかった。何のために死ぬのか分からないまま、多くの若者が死んでいったのです。しかし自分は死ぬことなく、敵の捕虜になりました。その間ずっと、人として扱われたと思ったことはありませんでした。時が経ち、日本に帰れると聞いた時にも信じられませんでした。生きて帰れると分かったときは複雑でしたね。自分には特殊技能があったので『誰か残って欲しい』と言われたときに、死を覚悟して手をあげたのですから」

Ｍさんの口から語られる重い内容の話に、私はただ耳を傾けました。

「それまで人間扱いされていなかったのが、日本に帰ってからは大きく変わりました。しかし、人間は機械とは違います。壊されたものが一晩で戻ることはありません。ですから先生、戦争は絶対にしてはいけません。戦争は戦車や戦艦と同じように建物や自然を破壊し、人間を殺し、何もかも粉々にしてしまうのです。戦争のおかげで価値観も大きく変わりました。昨日まで正しいと信じていたことが、本当は正しくないこともあるのです。ですから、『正しいことは何か？』と聞かれても、私には答えられません。できることはただひとつ、自分を信じ、自分に恥じないように生きることだけでした」

長い話を聞いた私は、苦しそうなＭさんに「また後にしましょうか？」と声をかけました。すると、Ｍさんは、酸素を少しの時間吸って目を閉じて横になりました。そして、「まだ話があります。夕方来てください」と言われました。夕方に再び訪れると、酸素マスクを外して振り絞るように語り続けられました。

「残りの人生は貰った時間だと考えて存分に働きました。他人に対して悪い事はしないと思い、部下たちにも悪い事はするなと常々言ってきました。それが誇りです」

戦争から生還したＭさんは、40年以上にわたって力の限り働きました。そして、戦後の日本に高度経済成長をもたらした企業の最高責任者を長く務められたのです。ところが、ちょうどこの時期、新聞やテレビではその会社に関する不祥事が取り沙汰されていました。Ｍさんは、自分の仕事や会社に誇りを持っていましたから、不祥事に怒りを抱いていました。しっかりと目を見開き、力強く発せられる言葉の端々から、Ｍさんの死に対する覚悟が感じられたひとときでした。

翌日から、Ｍさんの血圧は次第に低下していきました。血圧の低下にともなって意識が薄れていくなかでも、家族とお話しするために酸素マスクを着けようとはしませんでした。その翌日、安らかに息が止まり、高潔な89年の生涯を終えられたのです。「本人の思った通りの最期でした」とご家族は言われました。

◈ 銀座の女の華やかな人生の最期を、「赤とんぼ」が癒した

聖路加病院の緩和ケア病棟に入院される患者さんのなかには、外科病棟や内科病棟からの転科による方も少なくありません。しかし、なかには緩和ケア科に移るということに対して「もう死が近い」と考えてしまう患者さんもいます。緩和ケア科へ転科したからといって、必ずしも「死が近い」わけではないのですが、残念ながらそのように感じてしまう患者さんは少なくないのです。また、自分で決心して緩和ケア病棟へ移られた患者さんであっても、やはり皆さん最後まで死を受け入れたくないものなのだと思います。「治らない」と分かっていても奇跡を信じています。その苦しみは、魂の苦しみともいえるでしょう。このような魂の苦しみを〝癒す〟ために、緩和ケア病棟では多くのアプローチを行います。なかでも、イギリスをはじめとするホスピス先進国で広く行われているのが、音楽や絵画などに触れることで苦しみを癒す芸術療法です。日野原先生は、2000年にいくつかの音楽に関する研究会をまとめて日本音楽療法学会を設立され、学会認定の音楽療法士を国家試験に認定しようとされています。そのため、聖路加病院の緩和ケア病棟では、依頼すれば音楽療法を受けることができました。また、治療とは別に週1回、病棟内のホールでボランティアの演奏家による音楽会が開かれます。次にご紹介するE子さんは、そんな芸術療法で癒された患者さんの1人です。

E子さんは私より10歳ほど年長でしたが、30年近く銀座で働いてきたクラブの経営者で、若々しく華やかで美しい方でした。緩和ケア科に移られる3年半前に腸の進行癌が診断され、すでにリンパ節や血管に広がっていました。聖路加病院の外科で手術を受けた後、退院して仕事に戻り、通院しながら2年半ほど働いていました。しかし、1年前に肝臓へ

の転移が見つかったため、腫瘍を溶かす治療を２回行いました。その後、黄疸と胆管炎を抑えるために皮膚の外へ胆汁を流す管を入れました。ところが、それによって炎症を繰り返して肝臓の中に膿が溜まったため、外科に入院して膿を排出したのです。外科病棟での２ヶ月の入院を経て、「治らないようなら苦しまない専門の科がいい」とご自身で決心されて緩和ケア病棟へ転科してきたのです。

このとき既にがん性腹膜炎が進み、あちらこちらで腸閉塞を起こしていました。そのため腹痛と嘔吐が続き、体重はわずか36キロになっていました。腸の分泌液を抑えて腫れをとっていく注射を二十四時間皮下注射すると、痛みは次第に治まってきました。しかし、症状が和らいできても、吐き気がどうしても消えず、嘔吐を繰り返しました。

そんなＥ子さんの唯一の楽しみと言えるのが、毎日お見舞いに来られる男性のＦさんに好みのものを買ってきてもらい、一緒に夕食を摂ることでした。しかし、Ｆさんが帰ると、食べた物を嘔吐してしまうのです。そんなＥ子さんが、ある日私に語りかけました。

「先生。銀座の女は遊んで暮らしていると思うでしょ。とんでもない間違いよ。深夜にお店を閉めたら会計して整理して、寝るのは４時なんですから。それでも８時には起きて、新聞を４種類読むでしょ。お客さんに電話するでしょ。全て自分ひとりで働いて築きあげてきたものなのよ。それなのに、こっちが退院できそうにないとわかったらビルのオーナーが出ていけって脅してくるの。今はまだお店も閉めてないのに、人の弱みに付け込む人間の集まりなのよ。電話でこっちも負けてないよって喧嘩したよ。世の中そんなものよ」と。私は、痩せていても際立って美しいＥ子さんに、自分で磨いてきた女性の強さと美しさを見せつけられた思いでした。

その後も嘔吐を続けるＥ子さんの症状は消えないと判断し、鼻から胃管を入れて嘔吐を抑えるようにしました。Ｆさんに好物を買ってきてもらって一緒に夕食を食べても、胃管から外に流れ出てしまいます。それでもＥ子さんは「嘔吐の方が嫌だ」と、嘔吐の苦しみのない胃管を希望されました。そして夕食だけは口から召し上がり、「おいしい」と言われるのでした。

同じ病院内で転科した場合、手術の時からの信頼関係がある外科の主治医はよく回診に来られます。転科から１ヵ月以上経った頃、外科の主治医が緩和ケア病棟の中央の机に仁王立ちになって怒っていました。「なんで彼女をあんなにげっそりさせたのか。胃管を入れるのか。あんな顔にさせるのが緩和ケアなのか。もう苦しませないでくれ」と。

この言葉を聞いて、私や若い医師や看護師たちが何と答えたか覚えていません。緩和ケアチームは、ご本人にとって何が最善なのか、何度も話し合います。当然、E子さんについても話し合いました。E子さんの血液検査の結果は、癌の進行で説明される値でイオンの異常はなく、軽い脱水だけでした。そういう症状の患者さんには、口から食べさせるのを止めて点滴で栄養を摂取することもあります。しかし、E子さんにとっては愛するFさんとの夕食のひとときこそが何よりも大切であり、最後までその時間を奪ってはいけないと私たちは考えたのです。

そんなある日の昼過ぎ、ボランティアの方がホールに来られない人のためにコンサートでのリクエスト曲を聞いてこられました。それまでE子さんは「興味ない」とコンサートには行っていませんでした。しかし、その時「赤とんぼを聞かせて」とリクエストしたのです。

夕焼け小焼けの 赤とんぼ おわれて 見たのは いつの日か
山の畑の 桑の実を 小かごに摘んだは まぼろしか
十五でねえやは 嫁に行き お里の 便りも 絶え果てた
夕焼け小焼けの 赤とんぼ とまっているよ 竿の先

部屋の隣のホールから、ピアノの伴奏で女性歌手が歌う「赤とんぼ」が聞こえ始めると、E子さんは下を向いていました。そっと、涙をぬぐうのが見えました。私の子供の頃は、夕暮れになると庭を赤とんぼが群れになって飛んでいたものでした。「赤とんぼ」の作者は、遠い故郷の、亡くなった母親や子守をしてくれたひとを思い出して作ったといわれています。きっとE子さんも、故郷や家族を思い出していたのでしょう。

E子さんから聞いた故郷の話といえば「色白なのは東北出身だから」と言われたことだけでしたが、枕元には古い写真が飾ってありました。田んぼの中に数人の人びとが並んで写っている写真で、おそらくおかっぱの少女がE子さんなのでしょう。大家族だった一家全員の昔の記念写真のようでした。その故郷には、もうご家族は亡くなって、住んでいないのでしょうか。あの写真の田んぼには、その頃きっと、たくさんの赤とんぼが飛んでいたことでしょう。音楽が魂を癒す瞬間を、E子さんの涙の中にはっきりと見たように感じました。

その日から、E子さんは苦痛を訴えることなく、亡くなられる5日前までお寿司や熱々のうどんなどをFさんと一緒に「おいしい」と食べていました。最期の日は、いつも夕方からしか訪れられない理由があって夕食のひとときを過ごしていたFさんが、お昼すぎから何時間も、しっかりとE子さんの手を握られていました。意識が次第に薄れていく中で、E子さんは安らかで苦痛のない表情を浮かべていました。

◈ 30代の夢半ばで人生を終えた女性が、初夏の歌に感じた喜び

私たち医療者は、患者さんのレントゲン写真から判断できる所見を、写真そのものに直接記入します。例えば女性何歳所見卵巣癌と記入することもあれば、男性何歳正常と記入することもあります。その1枚の写真に患者さんの命の行く末が写し出されていると思うと粛然とします。

J子さんは30歳を過ぎたばかりの人形作家でした。作曲家のKさんと長い間愛を育んでおり、ともに若く、将来の夢にあふれ、互いの芸術家としての仕事を理解し合っていました。仕事でもプライベートでもやりたいことや夢がたくさんありました。ところが、わずか5ヵ月間の闘病

で2人は引き裂かれ、目の前に広がっていた明るい未来が奪われてしまいました。そんなことになるとは、全く予想していなかったことでしょう。

J子さんが最初の異変を感じたのは、寒さが厳しくなり始めた頃のこと。腰痛を感じて整形外科を受診しました。しかし、この時は原因が見つかりませんでした。そしてその1ヵ月後、師走が近づいた頃に別の総合病院の専門科の診察を受けて、卵巣がんが転移した状態で見つかったのです。卵巣がんは50歳以上に多いのですが、このがん細胞の種類だけは20歳台でも発症します。J子さんの卵巣がんは早期には症状がほとんど出ない種類のものでした。国立がんセンターの17年間にわたるデータでは、この種の卵巣がんの場合、初めて受診した時にすでに腹膜転移が見られる患者さんの数が全体の50%を占めると報告されています。

ただの腰痛だと思っていたJ子さんが、クリスマスも正月も病院で迎えることになるとは夢にも思っていなかったことでしょう。しかも、卵巣や転移したリンパ節を含めて手術で広く摘出しなければなりません。これは、J子さん本人はもちろん、家族にとってむごいことでした。恋人と結ばれる日を目前にして、若い女性としてのさまざまな〝夢〟も、無惨に切り取られてしまうのです。

それでも病気を治すために、J子さんは手術を受けました。その後の化学療法は4ヵ月にわたりましたが、J子さんは病気と闘う意志を強く持ち続けました。ところが、転移を抑えるためのつらい副作用を伴う化学療法の途中で、腹膜転移が進行し腹水が増え始めました。種類を変えて化学療法が再開されましたが効果はなく、数週間で、急速に腹水は増えました。そして、腫瘍マーカーの数値も上がりました。両方の足がむくみ、食欲がなくなり、夜は不安と痛みで眠れなかったといいます。

ご家族とKさんは、必ず良くなると信じていただけに愕然としました。このような場合、まだ厚生労働省で認可される前の新しく開発された新薬を使います。新薬の抗がん剤の治療を受けるに当たっては、いろいろな説明と同意書の手続きが必要です。すべてを本人に告げないと進めないのでした。J子さんは、初めてこのとき、病名と病状の説明を受けたのでした。その新薬の副作用は強く、寝たきりで看護を受ける可能性があり、一種の賭けでした。そして、J子さんと恋人、ご家族と皆で話し合った結果、これ以上の化学療法を行わない決断をしました。「30歳を過ぎたばかりのJ子さんの生き方とプライドを傷つけたくない」と、Kさんは考えたそうです。

そして新緑の季節に、J子さんの希望で緩和ケア病棟に入院されました。私が初めてJ子さんに会ったときには、腹水と胸水で呼吸が苦しく歩くのも難しい状態でした。そのため、苦しみをとることが先決だと考え、痛みと呼吸の苦しみを抑える二十四時間皮下注射を行いました。痛みがなくなると、J子さんは私に「無駄なことはやめてほしい。そのためにここを選んだのですから」とはっきりと言いました。病室の枕元には、J子さんの作品である美しい人形が置かれていました。その人形の眼差しは凛としていてしなやかで、まるでJ子さんそのもののようでした。J子さんの美しい静かな表情を見て、私はホッとしました。そして不思議でもありました。血液検査もCT所見も、余命は数日と思われたからでした。

そして翌日から、J子さんは恋人であるKさんとご家族の方と共に、愛に包まれた時間を過ごされました。昼間は恋人のKさんがずっと付きっきりで面倒を見ており、身体の苦しみを訴えることなく、新緑やバラ園をみるために車いすで病院の中庭に出て散歩をしたり、病院の小ホールで毎週金曜日に三十分ほど催されるコンサートに参加したり。コンサートではボランティアの方が患者さんたちに歌詞を書いた小さな紙を配り、最後にピアノに合わせて一緒に季節の歌を歌います。その日の歌は、「夏の思い出」でした。尾瀬ではちょうど五月の終わりに水芭蕉が咲くのです。

夏が来れば思い出す はるかな尾瀬遠い空
霧の中にうかびくる やさしい影野の小径

この日のコンサートについて、後に恋人のKさんが私への手紙に書いてくれました。手紙には「J子は病棟のコンサートを大変喜んでおりました。病棟では自分が一番若い患者で、一番身体の様子が悪い、と思いこんでいたのに『私、歌っちゃったのよ』と笑顔を浮かべていたのです。とても美しいものを見たような気がして、この事はおそらく一生忘れることはできません。音楽を作ってきた私でさえも、音楽にこんな力があったなんて、改めて知らされました」と綴られていたのです。そんなことがあって、Kさんは J子さんのために作曲して聴かせてあげたのだそうです。J子さんは涙を流して喜んでいました。最高の贈り物になったことでしょう。しかしそれから間もなく、J子さんの意識は少しずつ低下していきました。緩和ケア病棟に入院されてわずか5日目のことでした。Kさんとご家族に囲まれながら、夕暮れ前に息を引き取られたのです。

Kさんからいただいた手紙には、J子さんとともに病棟で過ごした5日間のさまざまな思いが綴られていました。そして最後は、次のように結ばれていたのです。
「治療や薬の事などであくせくしていた私たちでしたが、なんでもない穏やかな時間というものが、こんなにも幸福である事に気付きました。J子は生きる希望を捨てたのではなく、それを超越し、生まれてきたところに帰って行ったような気がしています。そんなイメージが私の心の中に強く焼き付いております」

◈ 死にゆく父への感謝を込めて、毎晩添い寝を続けた60代の息子

厚生労働省は、緩和ケア病棟の設立基準として「悪性腫瘍と後天性免

疫不全（AIDS）」の2つの疾患の患者さんに限定していました。私は、1996年に日野原先生が造られたピースハウス病院で働いていた時に、この基準に合致しない患者さんと接することになりました。入院された患者さんは臨床症状は終末期の状態でしたが、病理組織的には悪性が確定されない状態だったのです。その検討会のときに日野原先生は次のようにおっしゃいました。

「一番してはならないのは、お役所が決めた規則にがんじがらめになって、患者さんのケアをそっちのけにして話をすることですね。これはよろしくないです。みなさんはね、何よりも、いつもと同じように患者さんに対して、今のまま変わらない緩和ケアを続けてあげてください。医療者は優先すべきことが何かを忘れてはいけません。私はね、緩和ケアをうける患者さんを限定するようなことの方が、近い将来には、変わっていくと思います。緩和ケアが医療全体に必要になります。もう少し先にね、きっと、そうなりますね」

私はこの日野原先生の言葉から、遠い未来を見据えながら、眼の前の優先すべき事に力を尽くすという姿勢を学びました。緩和ケア、緩和医療の行うべきサイエンスとアートは、あらゆる難病、高齢者、認知症、障害者、精神神経病者などに対する医療、さらには生活習慣病の方にも当てはまる「医療と福祉の原点」なのだと思います。

次に紹介するのは、私にとって緩和ケアが「医療と福祉の原点」であるという思いをさらに強めることになった患者さんです。Lさんは、80歳を過ぎた頃にパーキンソン病のような症状を発症しました。それまでは、ご自分の会社の要職を務め、息子さんやお孫さんたちからも尊敬される、強い精神を持った方でした。壮年期に胆石症にかかって手術で胆嚢をとっただけで、大きな病気を患ったこともなく、健康に気を配ってこられた方でした。

数年間ご自宅で静養していたのですが、ある時から皮膚が黄色になったことに家族が気付きました。ご本人に確かめると、「そういえば、みぞおちのところに嫌な感じがある。体中がだるい」と言われました。そのためすぐに総合病院を受診し、CT検査を行ったところ、胆管がんが肝臓中に広がっていることが分かりました。すでに胆管はがんによってつぶされており、そのために胆汁が流れなくなって黄疸が出ていたことが分かりました。Lさんに現れたパーキンソン病のような症状は、胆管がんによってもたらされるパーキンソン症候群だったのです。

すぐに入院して積極的治療を探しました。しかし結局、胆汁の管を内視鏡的に広げる手術も、皮膚の外に胆汁を出すようにする手術も行うことはできませんでした。そして、その事を誰も、何もLさん本人には伝えていませんでした。そして、ご家族とLさんご本人の希望によって、その病院から緩和ケア病棟へ転院することになったのです。

緩和ケア病棟に入院される患者さんの全てが、いわゆる告知済みと呼ぶ「病名を知っている」状態であるとは限りません。そのことについて、日野原先生は私にこのように云われました。

「真実を患者さんが知りたくないという時、または、きちんと知ることがその時の患者さんの状態において難しい時は、知らせない場合があって良いです。緩和ケア病棟に入院するにはこれが絶対条件です、などという規則を振りかざすものではありません。私たち医療に携わる者は、常に患者さんそれぞれの状況に沿って最も良いと思われる医療を提供しなければいけません。それは緩和医療においても何ら変わりありません。すべて、患者さんのことを一番に考えるべきなのです」

Lさんが緩和ケア病棟に入院したとき、黄疸を示す胆汁の値が正常値の15倍にのぼっており、肝臓の機能は著しく低下していました。パーキンソン症状に特有の身体が動きにくいといったことはそれほど多くなかったのですが、顔は無表情で気持ちが沈んでいて話をほとんどしませんでした。Lさんは自分の病状について何も尋ねようとしませんでしたので、私も病名や状態を伝えることはやめました。病状を伝えるのではなく、少しでも笑顔が戻るような方策を探すことにしたのです。そして、胆管の腫瘍による圧迫を抑えるための薬を内服してもらうようにしたところ、少しずつ活気が出て、食欲も増え、少量ですが好物を食べるようになっていきました。

しかし、入院してから５日ほど経つと、わき腹の痛みに伴って次第に意識が混乱し、落ち着かない精神状態になりました。パーキンソン症状を起こす原因は、脳細胞内にレビー小体と呼ばれる蛋白質が蓄積されるためです。脳細胞にレビー小体が増えて広がっていくことでさまざまな運動症状や精神症状などを発症します。そしてレビー小体が脳全体に広がると意識レベルに変動が起きる認知障害が出現し、幻覚や妄想、REM睡眠行動障害などが現れるのです。

Ｌさんの意識状態が変容するようになったのは、数年前からのパーキンソン症状に加えて、がんの終末期の肝臓や腎臓機能低下の影響によるものと考えられました。そこで、モルヒネと精神安定剤を二十四時間皮下注射すると、少しずつ落ち着きが戻りました。Ｌさんは、戦争をはじめとするさまざまな困難を乗り越えながら80年以上も生きてこられ、家族にも敬愛されています。そんな立派な方が、家族とコミュニケーションすらとれない苦悶の中で最期を迎えることなどあってはならないと私は考えたのです。

Ｌさんの意識状態が少し落ち着くと、60代の息子さんが同じベッドで休むようになりました。この息子さんは、当時日本を代表する企業人として知られている方でした。そんな方が、スーツがシワだらけになるのも厭わず、痩せたＬさんにぴったりと寄り添い、夕方から朝までＬさんを抱きしめて話しかけながら一緒に過ごすのです。すると、驚くことにＬさんはみるみるうちに落ち着きを取り戻したのです。私はお声をかけずにはいられませんでした。

「夕暮れから夜中にかけての時間帯が最も落ち着かれなかったのですが、落ち着いた状態が増えました。お父様はお分かりになっているのですね」

するとは息子さんは、微笑みながら答えてくれました。

「父は仕事人間でしたが、私が小さい頃には夜眠る前に抱きしめて沿い寝をしてくれました。その時、自分が安心して眠れたから、今父に同じことをしているだけなんですよ」。

レビー小体病では睡眠時に最も症状が強くあらわれるもので、ぐっすり眠れるようになられるのは信じられないことでした。そのまま数日が過ぎ、幸い意識の混乱は落ち着いてきましたが、入院から２週間ほど経った頃から血圧が低下してきました。

すると、意識が薄れていくＬさんを囲んだご家族は、全員で讃美歌を歌ったのです。そして、代わる代わる耳元で話しかけていました。すると、いつも息子さんが病室を訪れて傍に寄り添い、Ｌさんが安心して眠りにつく、ちょうど同じ夜更けの時刻に、Ｌさんは静かに天に召されました。廊下で聞いていた私は、部屋のなかに光が射したように感じられたことが今でも忘れられません。

◈ 核のない社会の実現に生涯を捧げた男が遺した、私たちへのメッセージ

緩和医療における「苦しみからの解放」というのは、患者さんを肉体的な痛みから解放するというだけのことではありません。私が英国で研修を受けた際には、卵をゆで卵にしたときに例えて教えられました。いわく、ゆで卵の殻が社会的苦痛であり、白身が身体的苦痛、黄身が精神的苦痛、中心にある芯の胚の部分が魂の苦痛、と考えるということです。患者さんをこれらすべての苦痛から解放して差し上げることは、医師や看護師だけの力では不可能です。特に芯である魂の苦痛から解放するためには、医療チームが中心となってさまざまな人々と協力し合う必要があります。英国の聖クリストファーホスピスでは、患者さんを全ての苦

痛から解放することのシンボルとして「空に羽ばたいていく鳩」の油絵を用い、魂の解放を表現していました。そんな、患者さんの「魂の解放」で思い出されるのが、その生涯を「核のない社会の実現」に捧げたTさんのことです。

2011年3月11日に発生した東日本大震災によって日本は甚大な被害を受け、その傷跡は今もなお癒えていません。あの時私は、地震そのものや津波にも驚きましたが、福島第一原子力発電所から白い煙が立ち昇ったのを見て息を飲みました。Tさんが私に言われた「私が病気になっても生きる意欲と希望を失わなかったのは、核のない社会が必ず実現するという強い思いがあるからです」という言葉を思い出したのです。

物理学者であったTさんは、核化学の専門家として1990年代から原子力発電の持続不可能性やプルトニウムの危険性について警鐘を鳴らし続けた人物です。大学で「原子核化学」について学び、原子力事業を推進する企業での勤務や大学での研究を経た後、専門家として政府の原子力政策について自由な立場で分析や提言を行うためにシンクタンクを設立。「国際プルトニウム会議」では原子力に批判的な立場で研究成果を発表し、1993年には「脱プルトニウム宣言」を提唱しました。そんなTさんの活動は国際的にも高く評価され、「プルトニウムの危険性を世界の人々に知らしめ」たことや「市民の立場に立った科学者としての功績」などが評価され、「第2のノーベル賞」とも称される「ライト・ライブリフット賞」を受賞しています。

そんなTさんが、すでに肝転移をした腸のがんだと知らされたのは、亡くなる2年2ヵ月前でした。そして、腸のがんを切除する手術を受けた2ヵ月後には別の病院で肝臓の切除手術を受けました。さらにその3ヵ月後には別の転移が見つかったため、1ヵ月入院して全身化学療法を受けられました。退院後も内服薬で化学療法を続けられたのですが、痛みが強くなったために緩和ケア外来を受診されたのです。

検査の結果Tさんは緩和ケア病棟へ転院することになり、幾種類かの薬を内服で行うことで痛みは次第に消していくことができました。そして、私にご自身の著書を2冊くださったのです。それからというもの、Tさんのお部屋に伺うと開口一番に「先生。わたしの本を読んでくれましたか？」と訊ねられるようになりました。

緩和医療では、基本的に患者さんのお話を「傾聴」することに徹するべきであると指導されます。私はたじろぎました。そして「どなたにもできないことをされてきて素晴らしい」というような、あいまいな答えを返したように思います。そんな私の感想を聞くと、Tさんは少し口ごもり、「あの、もっと読んでくれますか。私のしたことは誰にもできることなのです。それを分かって欲しいのです」と言われるのです。そして、静かな笑顔で、今までの自分の葛藤と未来への想いについて熱心に語り続けました。

上州で生まれたTさんは、小学校の低学年で終戦を迎えました。するとその日を境に、周囲の大人たちは言葉や態度を一変させました。昨日まで繰り返し聞かされてきた「日本は必ず勝つ」と言う人はいなくなってしまったのです。やり場のない憤りを感じたTさんは、「自分で考え自分の行動に責任を持とう」という信条を抱くようになりました。身を切るような上州の厳しい自然もまた、彼の人格形成に影響しました。Tさんは後の人生でさまざまな苦難に見舞われますが、そのような時は常に中学の先輩である詩人、萩原恭太郎の烈しさをあらわにした詩が傍らにあったと言います。

「鋼鉄の冬よ何者も清く氷結させる勇者よ俺はただ一筋の矢となる」

やがて時代は高度経済成長期に入り、日本でも原子力基本法が成立し、原子力の平和利用が始まりました。Tさんが大学に入学したのは、ちょうど60年安保闘争の頃のこと。そこである教授から「学問というものはこのような時にも、世事に流されず、中立性を保つことで独立性を保てる。科学というのは本来価値中立的なものだ」と聞かされます。ところがこの言葉を聞いたTさんは「学問の独立性は、民主主義と自由、そして個々人の人間としての尊厳の上にこそ成り立つ。それが侵されている今、学問の立場からこそ発言すべきではないか」と考えたそうです。しかし、そう思いながら何も発言しなかったことが、戦争中の大人たちの沈黙と同じではなかったか、と自分の中の深い傷となった、と私に語られました。

やがてTさんは、大学で学んだ「原子核化学」をさらに深く学問したいという思いを抱き、原子力事業を推進する会社や、さらに別の大学で研究を続けました。その頃、日本では福島原発一号炉を含む原発建設計画が始まっていました。Tさんは学問をするほどに、自分の中で迷いが生まれ、葛藤したそうです。「おかしいと思っても逃げて迷っていたんです。長いトンネルの中で出口を探し続けましたよ」と語るTさんの道標となったのが、農学校教師を辞し、労働し、農民の中に入って農業技術、農民芸術を広めようとした宮沢賢治の言葉でした。

「われわれはどんな方法でわれわれに必要な科学をわれわれのものにできるか」(1926年羅須地人協会誌)

Tさんはこれこそ自身が直面している問題そのものだと感じ、35歳で象牙の塔から飛び出しました。近代産業の集積地や環境破壊の現場へと赴き、その土地の人々の生活の中に入って共に田畑を耕し「一市民」として「自前の科学」をする決意でした。政府や産業界の利害にとらわれない自由な立場で研究活動を行い、市民がわかりやすく問題を考えられるような記事を書くために、Tさんはアルバイト生活を続けました。その頃のことについて「15年間、毎日、20編の論文を読んで夢中で勉強しました。強靭な精神だなんて思わないでください。失敗と苦労、そして挫折の連続でした」と述懐されました。

やがて、Tさんは「市民の目線の科学」を飛躍させ、プルトニウムの研究で核の専門家として再出発を遂げます。Tさんは、プルトニウムが毒性（発がん性）を持つだけでなく、核兵器としても使われる可能性があることを最も重視しました。プルトニウムの危険性に気づいたことで、原子力に批判的な科学者から反原発市民運動家へ、Tさんは自らの生命を賭けて壮絶な人生へと歩み出す覚悟を決めたのです。

Tさんはリンパ節転移からくる腫れた両足を柔らかい台に乗せて、痛みを忘れたかのように私に語り続けてくれました。
「私は、市民の人々から全てを学んだのです。嫌がらせの類はがんになった今でもそれは激しいですよ。でも、全国の人々が支えて助けてくれたから、トンネルから抜けだせたんです。残念なのは原子力最後の日を見る事ができなかったことですね。せめてプルトニウム最後の日は目にしたかった」
生きているうちに叶わなかったことを悔やむ日には、Tさんの気持ちが落ち込む時もありました。しかし、多くは静かに振り返るように、力強く話されました。
「今まで苦しいこともあったけれど、真摯に生きる人々と共に歩いている喜びは、困難などをはるかに超えて未来への希望へ向かわせてくれました。この喜びは今も続いていて、きっと私が死んだ後も続くことでしょう」
そう語っていたTさんは、意識がはっきりしている最後までアイスクリームとフルーツを召し上がり、苦痛は訴えられませんでした。肝臓と腎臓の機能の悪化にともなって意識が混濁していかれました。Tさんは愛する人々に見守られて、入院から20日目にお亡くなりになりました。

日野原先生がよく言われるのは、「希望」には「外に向かうもの」と「内に向かうもの」の2種類があるということです。それぞれ、自分の内へと向かうものが「未来への希望」であり、外に向かうのは「欲望」なのだと言われます。Tさんは、日野原先生のおっしゃる「未来への希望」を持って、目の前に迫った死をご自分で乗り越えた方と言えるでしょう。私はTさんに「まだ緩和医療は広がっていなくて苦しんでいる多くの人々がいます。こういう病院で限られた方だけを診ていていいのかしら」と言ってしまったことがあります。するとTさんは穏やかに笑って答えました。「先生がそう考えるのは他の患者さんにとってはいい事ですが、私は困ります。私は自分の最後はあなたのような医者に看取ってほしいのです」と言われたのです。これは、自らの死を乗り越えて「未来への希望」を持つに至ったTさんの言葉を、終末期の他の患者さんたちにも伝えてほしい、というメッセージなのだと私は感じました。

Tさんは自らの生涯をかけて「市民のための科学」を追及し続けた人です。ですからきっと、医療に対しても同じものを求めていたのでしょう。「科学としての医療に関する専門性を備える医師は、主体である患者さんに情報公開し、その意思を最後まで尊重して共に歩いてこそ『患者さんのための医療』となるのです」と言うTさんの声が聞こえてくるようです。

◈ 動脈から大出血しながらも、家族への感謝だけは遺した男の意思

緩和ケア病棟に入院中の患者さんの多くは、ゆっくりと穏やかに死へと向かっていきますが、時に命にかかわるような急変が起こることもあります。その多くは出血です。出血があるということは病状が悪くなるサインなので、救急として対処しなくてはなりません。止血して出血の原因を調べますが、手術をしても残念ながら出血の原因場所がわからないことも少なくありません。緩和ケア病棟での出血で忘れられないのは、病室の天井に届くほどの大出血を起こしたPさんのことです。

その日、Pさんの部屋からコールが鳴った時、チームのメンバーは「ついにきた」とそれぞれ顔を見合わせました。部屋から転がるように飛び出してきた看護師の口から出たのは、「天井までです。噴水です」

という言葉でした。

出血があればまずは応急止血をします。コールと共に看護師は廊下を速足で歩いてチームのメンバーに伝えます。速足で歩く理由は、緩和ケア病棟では「どんなことがあっても走らない、大声を出さない」ことを徹底しているからです。入院している患者さんたちは、医療者が廊下を走っている足音や大声、慌てている気配などにとても敏感なもの。患者さんたちを不安にさせないように、走ったり大声を出したりしないようにするのです。

そして、集まったメンバーたちと出血の程度を共有します。「ビニールシーツまで」あるいは「腰の布シーツまで」なら静脈からの出血です。静脈であれば、ガーゼ付テープで止血できます。採血などの際にも、看護師に「しばらく押さえてください」と言われるように、個人差はありますが、大体2～3分押さえていれば止血できます。一方、「部屋のカーテンまでです」となれば動脈からの出血です。水道の蛇口から出てくるような勢いがあり、「部屋のカーテン」までの出血ならベッドから2メートル近く飛んでいることになります。動脈から出血したときには、看護師はすぐに必要な医療器具の入ったカートをとりに行かなければなりません。

Pさんの出血の原因は、右首の外から見える一番太い（直径8～9ミリ）総頸動脈の破裂です。俵状に固く丸めたガーゼを血管の上に置き、私と若い医者と二人で一緒に押さえました。ガーゼは何枚も血に染まり、1秒も手の力を緩めることはできません。血でベッドは真紅に染まっています。人間は、体重の8％が血液で、そのうち20％が失われるとショック状態になります。

幸い、速やかに対応できたおかげで一時的に止血することができました。しかし、ここからが問題でした。数分して皆が我に返ったとき、いざ「今からどうしたらよいか」を誰も決めることができなかったのです。

チームは誰も絶句したままで、患者さんご本人も、ご家族も、誰も一言も発しません。皆が崖っ淵に立たされていたのでした。そんななかで最初に口を開いたのはPさんでした。Pさんの意識ははっきりしていて、奥様に右手を差し出しながらこう言われたのです。

「P子。俺はもう駄目だと思うよ。分かっていたことだからなぁ。5年間も大変だったなぁ。よくがんばったよ」

奥様はPさんに顔を寄せて、差し出された手を両手で握り締めています。嗚咽をこらえていてなかなか声が出せませんでしたが、ようやく振り絞るように言いました。

「まだだから。まだまだ頑張れる」

そんな奥様の言葉をさえぎって、Pさんはゆっくりと言いました。

「こいつが破れたらおしまいだってことは、分かっていただろ。長い間、一緒に頑張ってくれたなぁ。金も使わせたなぁ。お前たちのおかげで頑張れたよ」

そんなPさんの言葉を聞いて、奥様はただただ涙を流しています。そして、Pさんは私たちの方を向いて言いました。

「お母ちゃんと弟に会える時間、ありますか。頼みたいことがあるんですよ」

私が「大丈夫ですよ。呼びましょう」と答えるや否や、奥様は携帯電話を手に急いで部屋から出ました。Pさんは冷静に、目を閉じています。私は黙ったまま、手で止血を続けていました。そこへ若い医者が近づいてきて、耳元で囁きました。

「先生。本気でこうして手で止血し続けるつもりですか。ご家族がくるまで何時間もかかりますよ」と。

血圧は入院時から最高血圧90mm水銀柱で変わらず、これより下がったら意識が薄れてしまいます。脳血管外科、心臓血管外科に状況を説明して外科的処置はできないか診てもらいましたが、レーザーなどを使っても、もはやがんの周囲に触ることは不可能だと判断されました。そこで私は、両手での止血を続けました。

Pさんは50代の働き盛りで、娘さんたちにとっては一度も怒鳴られたことのない優しい父親でした。「家では女四人に男は一人だけ」と照れ臭そうに笑っていました。販売の仕事をしていて実母と一緒に暮らし、家族との夕食を大切にしていた方でした。休日は家族を連れてワゴン車で自然のある場所へドライブをするのが一家の楽しみでした。

がんが見つかったのは、5年前に虫歯の治療のために歯科を受診したときのことでした。口の中の内側にある右頬粘膜のがんは、全がんのわずか1％と希なものです。大学病院で手術を受けるために、前後の化学療法とあわせて4ヵ月間入院しました。そんな手術の2年後には右の首のリンパ節転移が見つかったため、再び手術と前後の化学療法と放射線療法を受けるために4～5ヵ月間入院しました。しかしその1年後には右の耳下腺に転移していることが分かり、再び入院して手術と前後の化学療法を行いました。この時は効果が見られず、新薬を使った化学療法も効果がなく、半年の入院の後、ご本人とご家族が緩和ケア病棟への転院を希望されたのです。

Pさんが入院されたのは、ご自宅でゆっくりと年末と新年を迎えられた後の2月の寒い日のことでした。首から上のがんは頭頚部がんと総称され、首から下の臓器には転移しにくい特徴があります。Pさんは、他の内臓には何も異常もありません。血液検査でも出血しやすいサインはありませんでした。口から食べられないので胃に穴をあけて栄養液体食を三食入るようにされていました。がんが右首に広がり続けているため、周囲の神経を傷つけた痛みを抑え、むき出しになったがんへの感染を防ぐのが主な目的です。

入院後、局所と神経の傷の痛みを抑える痛み止めを張り薬やシロップ、粉状で調整し、痛みはほぼ消えました。局所のケアは耳鼻咽喉科と口腔外科が考え、私たちに指示をしてくれたため安定していました。梅の咲く時期から桃の時期へと季節が変わるなか、Pさんはよく奥様と一緒に車いすで庭園や病院の周囲を散歩されました。ボランティアさんの催す季節の会にも必ず奥様と一緒に出席され、ひな祭りのときには甘酒を一口だけ、口に含んだこともあります。しかしこの時、首の動脈が外から見てもどっくどっくと拍動するのが見えました。危険は迫っていたのです。

「天井まで届く噴水状の出血」が起きたのは、それから2週間ほど経ったある日の午後のことでした。Pさんご本人は、すでに頭頚部がん専門の病院を退院する時に「がんがこのまま大きくなって頸の動脈を破っていく。その時はもう何もできない」と告げられていました。そのため、大出血が起きたときもご本人が一番冷静だったのです。

私は、両手がしびれて腕の感覚がなくなっても止血を続けました。Pさんが母親と弟に会いたいというので、それまでは「このまま続けます」とチームに言いました。「これは延命ではない。やめてくれというまでPさんの意思を尊重するのが尊厳死だ」と私は心の中で答えました。

母親と弟が到着するまでの間、子供たちはずっとPさんの傍にいました。そして、数時間後にようやく弟が駆けつけました。そんな弟に対してPさんは「P子と子供たちのことをよろしく頼む。今まで世話をかけたから、力になってやってくれな。母さんのことも頼む」と言いました。そして最後に到着した母親に対しては「かあちゃん。泣かんでくれな。許してくれな。かあちゃんに言いたかった。親不孝かも知らんが。ありがとうって言いたかった」と伝えたのです。ようやく希望通り、皆に会うことができたのです。

言葉が次第に一言ずつになりました。力の弱くなった右手で子供たちの頭をひき寄せて「P子。子供たち。しあわせだったよ」と言うと、静かに目を閉じました。その表情は、まるで微笑んでいるようでした。出血からすでに5時間経っていて、手を離しても血液は噴き出ていません。止血用の薬を2種類塗付し、貼り付けガーゼとクリップで押さえたことでようやく出血は止まったのです。

緩和ケアでは、古くから「大出血の時には赤い毛布をかける」という有名な言い伝えがあります。1994年には英国のハンラッティ医師が、緩和ケアにおける出血についてこう書いています。「医師やナースは本能的に止血しようとするが、終末期では常にそれが適切とは言えない。また一般に行う蘇生や輸血も同様に常に適切ではない。掛けるべき緑色か赤いタオルを用意する」と。また、2002年に出版された『進行がんにおける症状管理』の著者でオクスフォード大学緩和医療学のツワイクロス教授は次のように記載しています。「大出血の際は、目立たないよう緑色の手術用タオルを広げ、患者と家族とともにいるが、出血の状態を観察しながら、患者と家族の中には踏み込まない。内頸動脈の出血は分単位で死亡するので、繊細さをもった対応で患者のそばにいる」と。出血したからといってやみくもに止血するのではなく、患者や家族のためにどうすべきかを考えるという姿勢こそが、緩和ケアの姿を象徴しているといえるでしょう。

出血が止まった後のPさんの血圧は安定していましたが、意識が薄らいできました。不安や落ち着かない状態が予測されますので、弱く持続的に精神安定剤を皮下注射しました。その時までは不安やパニックにならなかったので、何の薬も使っていなかったのです。夜中を過ぎて呼吸が不規則になり、明け方に心臓と呼吸が止まったときは、意識が薄れる前と同じ、微笑んだ表情のままでした。

◈ 病気になる前の「日常」を味わうために、「居酒屋Q」を開店

「愛する人が傍にいてほしい」
「昨日までと変わらない日常がほしい」
「身体の苦しみがないようにしてほしい」

これは「人生の最後をどのように迎えたいか」について、1990年後半の米国で健康な30～60歳代の男女を対象に行ったアンケートに対する回

答の一部です。これらの答えから、死を迎えるときには普通の生活の中では何気ないことでも叶えるのは難しいのだと分かります。次に紹介するのは、元気だった頃と同じ、好きなことを最期にやり遂げたQさんです。

Qさんは東京の下町に生まれた生粋の江戸っ子で、50歳まで建築現場の大工として腕をふるってきました。50歳の時に喉頭がんが見つかりましたが、放射線治療が効いたおかげでその後の10年間は再発もなく元気に過ごしていました。病気を機に仕事を減らし、煙草も止めました。しかし無類のお酒好きで、仕事が終わると仲間と一緒に日本酒を飲むことだけは止められませんでした。

その後の健康診断でがんが見つかり、手術で胃を全部摘出しました。ところが、このときがんはすでにリンパ節に転移していました。手術の半年後に嘔吐と腹痛で入院した時には、腹膜転移による腸閉塞を発症していました。開腹して閉塞部の小腸を摘出しましたが、その5ヵ月後および6ヵ月後には同じ症状が現れ、入院を繰り返すことになってしまったのです。Qさんの主治医は口から食べるのをやめれば腸閉塞は起こらないと考え、きちんとカロリー計算された輸液の点滴によって栄養を摂ることにしました。

しかし、このようなケースでは「いつまで高カロリー輸液を行うべきか」という判断をすることは医療者にとってとても難しい問題となります。Qさんは、高カロリー輸液専用ポートを埋め込んでからわずか1ヵ月で4回目の腸閉塞を起こし、外科に入院されたのです。この頃はまだ、外科医師の配慮で水分や少量の好物は食べていたのですが、これほど腸閉塞が起こると口から食べる事が難しくなります。全部取ってしまった胃の代わりに食道に孔をあけて、栄養を入れられる用意をしました。

私がQさんに初めてお会いしたのがこの頃です。Qさんは無口で、活気ある表情は見られませんでした。緩和ケアの要望について伺うと、

「お腹が張って痛いのと、吐き気を取って欲しい。それだけですよ」と、なげやりでした。この頃のQさんが毎日をどう思って過ごされていたのかは分かりませんが、私はQさんの生きる意欲が戻って欲しいと思いました。そしてその2週間後、年末も押し迫った大晦日の前日に、Qさんはご自分で緩和ケアを希望されて入院しました。最初のがんの手術からちょうど1年後のことでした。

がんの腹膜転移による腸閉塞は、腸を覆う膜と腸壁ががん細胞に侵されて、崩れた大小の葡萄の粒がびっしりと張り付いたような状態になります。それによって腸が動かなくなり、腸にイオンや水分が溜まって腫れてきて、痛みと嘔吐が繰り返されるのです。私たちはこの痛みと吐き気を抑えるために、すぐに腸からの分泌液を抑えるオクトレオタイドという薬を他の吐き気止めとともに24時間皮下注射しました。腸が腫れて動かないから分泌液が増えるという悪循環を取り去り、痛みと嘔吐を防ぎます。皮下から速やかに吸収されて2時間後には効果が現れます。この処置によってQさんの腹痛と嘔吐はみるみるうちに軽減していきました。

私は、この薬は腸閉塞にともなう苦痛を取り去る以外にも、患者さんにとって重要な意味をもつと思っています。実は、腸閉塞になってしまうと食事に関する「希望」が断ち切られてしまいます。腸閉塞に対する教科書的な治療としては、手術を繰り返すか、腸を拡げるために口から1メートル以上もの長い管を入れたままの状態にするか、という二者択一です。そうなってしまうと、2度と口から飲んだり食べたりすることはできなくなってしまいます。ところが、この薬を使うことで食べ物を口にすることができる可能性が残るのです。現在、この薬は進行がんにともなう消化管閉塞に対して症状を改善することが確かめられて保険適応となり、注意事項を守れば広く使用できるようになっています。

この処置によって、入院翌日の大晦日にはQさんの表情から固さが消えていました。そして、初めて笑顔を見せながら私にこう言ったのです。

「お腹の痛みが楽になったし吐き気も飛んで行った。ちょっと正月は一杯やりたい気分になりましたよ」

この時、私たちはＱさんに取り戻してほしかった「生きる意欲」、あるいは「笑顔をもたらすもの」が何かということを理解しました。それは「誰かと一杯やる」という「日常」だったのです。しかし残念ながら、それは緩和ケア病棟では実現できないことでした。

そして新年を迎えました。私はこの時期、病棟に常に居て注意をはらって患者さん一人ひとりの病状を見守ります。看護師たちは患者さん全員に年賀状を書き、元旦の朝に病室に配達します。やはり新たな年の始まりには、チームの誰もが患者さんたちの笑顔を見たいと思うものなのです。Ｑさんの部屋を訪れると「今朝は正月だから、少し水分を口から取ったけど吐かなかった」と、笑顔を見せてくれました。奥様も「嘘のようです。痛みがなくなってほっとしました」とおっしゃって、喜んでくださいました。

このとき、Ｑさんの栄養は主にポートからの高カロリー輸液でしたが、体重は40キロを割りそうになっていました。そんなＱさんを診察した日野原先生が尋ねられました。

「あなたが今一番したいことは何ですか。なんでも良いですよ」

すると、Ｑさんは私が想像していた通りのことを答えました。

「今まで１日が終わって、仕事仲間と酒飲むのが一番楽しみだったんですよ。酒飲まない理事長先生にはわからない、ただの飲んだくれと思うでしょうがね。なんか、皆が腹の中を全部見せあって、嬉しそうに飲んでる時の空気がね、たまらんのですよ」

すると、日野原先生は驚くようなことをおっしゃったのです。

「いやいや。私は飲まなくても、あなたのお話はよく分かりますよ。お酒を薄めて貰って、ほんの少し湿らす程度なら、ここの医者や看護師と、時には良いですよ」

そして翌日、夜８時過ぎに「居酒屋Ｑ」が開店しました。Ｑさんが

「自分らは男同士で飲むんで、女の先生と看護師さんはいらないです」とおっしゃったので、若い男性医師たちがＱさんの部屋を訪れて一緒に酒盛りをするようになったのです。彼らは「あっ、居酒屋開店の時間だ。ちょっと一杯やってきます」と、たとえ５分10分であってもＱさんの部屋へ行きます。症状について最もよく理解しているのは、他ならぬ患者さん自身であることは間違いありません。ですから、「居酒屋Ｑ」で飲むときも、患者さんは口に含む程度を確実に自分から守っていた、と医者たちから聞きました。数日経ち、１週間経ち、１ヵ月経つころまでＱさんの症状は安定していました。
「居酒屋Ｑ」は、時折閉店することもありましたが続いていました。その間、Ｑさんは消化管出血が見られましたが内視鏡的に原因場所が分かって止血治療を行いましたし、肺炎は抗生剤注射で軽快しました。しかし、２月が過ぎて３月のひな祭りを迎える頃になると、肺炎の影響で呼吸器症状が現れるようになりました。そんな３月のある日、ようやく私もこの「居酒屋Ｑ」を訪れることができたのです。
　Ｑさんの病室には一升瓶が並び、まるで本当に居酒屋のよう。笑顔のＱさんが私に言います。
「今日は、地酒のとびきり美味いのを持ってこさせたんだ」
「居酒屋Ｑ」のつまみは、奥様がＱさんの好物を作って毎日届けています。その日はサバの塩焼きでした。
「先生もけっこういけるなあ。こっちの若い先生は酒強くてさあ。昼間いじめられてんじゃないの」
　そんな他愛もない会話を、Ｑさんは心からの笑顔で楽しんでいます。私はつまみのサバをいただきました。サバは身が細かくほぐされてビニールパックに入っています。私は丁寧にほぐされたサバの身を食べながら、ハッとして思わず箸が止まりました。奥様はきっと、「Ｑさんにひと口でも食べてもらいたい」という希望を込めて毎日届けているのでしょう。その愛情を前にして、胸がいっぱいになったのです。「今日は僕もいいですか」とまた別の男性医師が加わると、「待ってました。今日は店が繁盛。酒も肴もうまいからなあ」と、Qさんは目を細めてにこにこしています。そこには、私たちが見たかったQさんの笑顔がありました。

その後、Qさんは次第に痰が増えるようになり、がん細胞による腎機能低下が進んでいきました。そして、3月末の桜が満開の頃に亡くなられました。「居酒屋Q」はその前日まで同じ時刻に開店し、若い医者は水を杯に注いでいつもと同じように共に過ごしました。たとえお酒を飲んだり、肴を食べたりできなくても、居酒屋の雰囲気を楽しむことはできます。「居酒屋Q」は、Qさんに心からの笑顔をもたらす、かけがえのないひとときとなったのでした。

◈ 仕事という舞台をやり遂げた40代の会社経営者

モリエール（1622～1673）は、ルネッサンスに続いてバロック文化が花開いた17世紀のフランスで活躍した作家・俳優です。特に、鋭い風刺を利かせた喜劇でその才能を発揮し、彼が率いる劇団はフランス国王の寵愛を獲得するまでの人気を集めました。そんな彼の最期は舞台の上でした。自分の代表作の1つである『病は気から』を舞台で演じているときに血を吐いて倒れ、数時間後に自宅で亡くなったのです。

そんなモリエールの作品のひとつ『いやいやながら医者にされ』という作品は、初演から50年にわたって300回近く上演されたヒット作です。この喜劇のなかのセリフを耳にしたとき、私は鉄の高い壁の前に立たされた気分になりました。

『誰もかれもが私を名医扱いする始末、四方八方から診察を求めにやって来る。……こんなありがたい商売ってあるものじゃない。だってそうでしょう。病気が良くなろうと悪くなろうと、どっちみち謝礼にはありつける。責任がどうのこうのってことは絶対にありません。……要するにこの商売の面白味は、死人がみんなこの上もなくおとなしく、黙りこくっている点にある。殺した医者に文句をつける死人なんて見た事もありませんからね』(野村実著作集　下巻　刊行会　一九九四年)

モリエールは治らない病気を抱えていて医者に対して不満を抱いていたといわれており、このセリフはモリエール自身が感じていた医者への不満であると想像されます。また、訳者の鈴木力衛氏は「封建制の中の権威主義への批判から医者を風刺した作品が多い」と述べられています。舞台の上で倒れたモリエールは、作品の中だけでなく自らの命を賭けて、当時の医者たちを批判したのかもしれません。

私がなぜこのモリエールのセリフで壁の前に立たされたように感じるかというと、医者という仕事においては自分たち自身を告発しなければ壁が崩れない、ということを医学生だった大学時代に感じたことがあったからです。私たち現代の医者たちに、モリエールが批判した権威主義は消えているのだろうか、と疑問に感じてしまうことがあるのです。300年前に生きたモリエールの権威主義的な医者たちへの批判を、私たち現代の医者たちもまた、謙虚に受け止めるべきなのかもしれません。

次にご紹介する患者さんは、モリエールと同じように自分のステージで最期を迎えたいと考え、それを実行したRさんです。Rさんの舞台とは、仕事でした。40歳頃に会社の経営を父親から引き継いだRさんは、最高責任者として会社を拡大し、成長させ、社員の皆さんを養うために命を削っていたのです。

しかし、そんなRさんが40代半ばの頃に直腸がんが見つかりました。このとき転移はしておらず、人工肛門を作ることもなく切除手術を終えました。ところが、その1年半後、局所再発が見つかったのです。そのため放射線治療と化学療法(内服)を続けましたが、さらに半年後には肝臓、肺、リンパ節への転移が見つかりました。それから約半年間にわたってRさんは化学療法注射を受け続けました。全身の毛が抜けること、だるいこと以外の強い副作用がなかったので、Rさんは会社での仕事を続けながら、がん専門病院に通院しました。しかし、CTや腫瘍マーカーは、がんの増大を示していました。CT上でがんが広がっていた肺の咳症状が増悪し、肝臓は特にがんが全体に無数に広がっており、治療は不可能な状態でした。それにともなって、痛みも増強していきました。そんなRさんの症状はすべて、ご本人の希望によって詳しく知らされていました。

Rさんが緩和ケア病棟を訪れたのは、夏の暑いお盆過ぎのことでした。症状の緩和とレスパイト（休息）目的で、7日間の予定で入院されたのです。内服のモルヒネ剤を調整すると、入院して2～3日で呼吸器症状も肝臓の腫れた痛みも改善しました。そして、痛みが落ち着くとすぐに会社に行く用意をしていました。

「先生。今から外出して、帰りは夜十時でよいでしょうか」

「もうスーツを着ていらっしゃるんですね。早わざですね」と私が笑うと、Rさんも顔中に笑みがこぼれました。

「夜は取引先との会食で遅くなります」

私は内心、数日でもベッドで体を休めたらよいのに、と思いました。

「せっかく入院されたのですから、奥さまとゆっくり音楽でも聞いて過ごす予定はないですか」

「私は車で会社に行きたいんです。明日から毎日予定が入っています。工場は埼玉ですから朝早いです。夜は全部、会食が入っていますから遅いです。注意する事はありますか？」

奥様はRさんの背中でうなずいて微笑んでいます。いいお顔でした。自分の症状をきちんと理解したうえで、それでも仕事に向かおうとするRさんの想いはもちろんのこと、そんなRさんを深く理解している奥様の様子に、私は胸を打たれました。

「Rさん。なるべく座って、辛い時は少しでも横になってください。会食はどうぞお好きに召しあがってください。奥様がお帰りを待っていますから、寄り道しないでくださいね」

症状は緩和しているとはいえ、CT 所見では肝臓の 8 割以上をがんが占め、腹が張っています。また、腹部のリンパ節転移のため両側の足は太い木のように腫れて歩くこともままなりません。さらに、肺も全体に大粒の雪が舞っているかのようにがんが占めているのです。そのような状態で、12時間以上も普通の人以上の仕事をこなそうとする意欲に驚かされます。私は、体力が温存できないことと急変の対応を心配し、その時に飲む薬を渡したうえで「何かあればいつでも電話してください」と伝えました。

夜に戻ってこられると、「今日も無事だった」とほっと安心する日々でした。診察に伺うと、さすがに疲れた顔を見せながら R さんは私に言います。

「先生。無理を言ってご心配かけます。私がしなくてはいけないことがまだあるんです。時間がもったいなくて」

「良く分かっています。お身体はお守りしますから。おやすみください」

そんな R さんの希望通り仕事をすることができるように、チームでも環境と症状を調整しようと話し合いました。そして、あっという間に入院期間の 7 日間が過ぎていきました。退院される時は、毎朝ボランティアさんが摘んできてくれる花の中から R さんに似合うブーケを作って渡しました。端正な品のある R さんの笑顔には、薄紫の桔梗の小さなブーケがよく似合っていました。

退院後も週に一度外来に来てもらい、経過をみるようにしました。がんの増悪は進行し続けているはずですが、R さんは大きな検査は希望されません。内服薬で症状は安定していました。そんなある日の午後、R さんから電話があり「息が苦しくて。すぐに車で会社から向かいます」とおっしゃったのです。私は病棟の入り口でお迎えしました。奥様が押す車いすに座られていましたが、いつもより強張った表情をされていたのが印象に残っています。

私は急変でなくてよかったと思い「お元気そうで安心しました」と言いました。Rさんと奥様は顔を見合わせて「そうですか」と微笑まれました。すぐに外来で診察し、呼吸困難を取るモルヒネ剤をより長くより強く調整して、入院せずに帰宅してもらうことにしました。すると奥様が私に言ったのです。

「今回ばかりは、主人も最後の入院になると準備してきたんです。ところが先生が顔を見るなり『元気そうですね』とおっしゃいました。あの先生の言葉のおかげで不安が取れて、主人はまた元気になりました」

この奥様の言葉で、私はようやく本当はRさんご本人が一番不安の中にいること、そして、無理と分かっていながら命を削るように過ごしていることを理解したような気がします。

退院して仕事に戻られたRさんから再び電話があったのは、それからさらに1ヵ月ほど過ぎた頃でした。それは「会社で突然両足の力が抜けて立っていられなくなった」という急変の連絡で、すぐに入院することになりました。

ふらつきと物が二重に見えるという神経症状を訴えられたので、すぐに脳のCTスキャンを取りました。すると、大脳の後ろの部分に大きながんの転移がいくつもあり、脳全体が腫れていました。後頭葉の脳転移は運動や感覚障害が出にくかったのでしょう。腫瘍の増大と脳の腫れによってすでに頭蓋骨の容量を超えており、脳幹にある脳神経の司令塔（核と呼びます）や小脳の圧迫にともなう神経症状が出ていました。精神的に少し混乱状態も見られました。速やかに腫れている脳内の圧力を減らす治療を行ったところ、症状はすっかり戻り、歩けるようにまでなりました。

症状が落ち着いた時、私はかねがねこの優れた若き経営者にお聞きしたいと思っていたことを尋ねてみました。

「仕事というものは目的を定めて向かうものですか。それとも今精一杯していたら結果は後からついてくるものなのですか？」
「先生。努力すれば結果は必ずついてきます」
　そんなRさんの答えを聞いて、日野原先生も質問されました。
「あなたは、薬が効いて今は落ち着きましたね。お仕事はどんなことをしてますか？」
「祖父の代からの会社を継いで、私の代では小さい半導体メモリーを作って輸出しています。社員がいるので1日も無駄にできないんですよ」
「それは素晴らしい。将来性のある立派な仕事ですね。あなたはまだ若いからきっと仕事の力が出てきますよ。私の歳の半分ですよ。若さの力は倍ですよ」
　そんな日野原先生の言葉を聞いて、Rさんは声をあげて笑いました。そんなRさんの様子を見て奥様も笑い、私たちもみんな笑ったのです。そして、Rさんの病室を出た日野原先生は、チームの皆に対して言いました。
「退院したい、仕事をしたいというのだったら、この方には思うようにさせてあげてください。きっと最期の瞬間まで仕事をされる方だと思いますね」
　入院3日目の朝、私たちはRさんに2度目の退院のブーケを用意しました。10月に入っていたのでコスモスの美しいブーケでした。私が脳の腫れを抑える内服薬を大量処方して渡すと、Rさんは「みなさん。ありがとう」と笑顔で退院していかれました。
　その日の午後、会社の会議の最中に意識が薄れてきたとRさんが救急車で運ばれて来ました。会議では意識が薄れる直前まで後のことについて話をされ、少し言葉はもつれたものの、社員に最後の挨拶をされたそうです。しかし、救急車のなかでさらに意識は朦朧として、到着時にはすでに自分の名前を答えることもできませんでした。部屋に入ると、ベッドの傍に2人の息子さんと奥様が寄り添い、耳元で呼びかけます。Rさんは目を開きうなずかれていましたが、血圧は下がっていきました。そして、初秋のまだ明るい夕刻に、ご家族に囲まれてRさんの舞台は壮烈に、その幕を下ろしたのでした。

あとがき

ホスピスの母と呼ばれるデーム・シシリー・ソンダースがロンドン郊外に造った聖クリストファーホスピスは、世界中のホスピスのメッカとして有名です。しかし、彼女の最大の功績は、ホスピスを創ったということではありません。それ以前の1960年から1967年にかけてロンドンの聖ヨゼフ病院ホスピス病棟で医師として働いているときに、モルヒネをブロンクトンカクテルとして初めて患者さんに用いた事実です。当時はまだ、モルヒネに対する偏見が根強くあった時代でした。

実はその時にデーム・シシリーを指導したのが、この本の著者のJ・F・ハンラティ博士です。共著者のアイリーン・ヒギンソン博士も、同じく聖ヨゼフ病院で著者に学んだあと、聖クリストファーホスピスの教育研究所長を務めました。そのため、今は絶版になっているこの本の原本は、英国では「幻のホスピスバイブル」と言われているのです。

私が医師になったばかりの1980年に末期癌の患者さんを受け持ったときのことです。私は患者さんにどう説明してよいか分かりませんでした。当時は患者さんに「治らない」病名を告げることはタブーだったのです。

そんなある日、病室に向かおうとした私は廊下の外まで聞こえる患者さんの声に身体が凍りつきました。繰り返し呻くように叫ぶ「殺して。痛いよお」という声を耳にして私は立ちすくみ、病室に入ることもできず、反対方向に逃げたのです。そして、ある医学月刊誌を探しました。まだお目にかかる前の日野原重明先生が書かれた文章が掲載されていたことを思い出したからです。見つけ出した医学月刊誌には「モルヒネ10ミリグラムにコカインを混ぜたブロンクトンカクテルを口から6時間毎に飲むと痛みは楽になっていく」と痛みをとる方法が書かれていました。そこには先生の尊敬されるウイリアム・オスラー博士が1919年にお亡くなりになる前に、ご自分の呼吸困難と痛みに対してモルヒネを内服され「この薬こそ、天から与えられた恵みの薬だ」と言われたとも書かれていました。

それから10年以上経った1995年の秋、日野原先生に連れられてホスピスの国際学会で講演を聞いているときでした。

それは私にとって、どう考えても聞き間違いだと思う内容でした。しかしその時、日野原先生は講演にうなずきながら私の方を向いて言われました。「呼吸困難の症状を楽にするのにモルヒネが効くのです。発想の転換が大切なのです」と。呼吸器症状の患者さんにモルヒネを投与するということは、医学の教科書には書かれていません。逆に、してはいけないと教えられてきました。しかし2017年現在、この治療法は緩和医療では標準となっています。

誰も成していないことに初めて挑戦するには、勇気と情熱が必要です。日本においては、近代内科学そしてホスピス医学の黎明期を切り開いてこられた日野原重明先生のお姿が先駆者そのものです。先生は1970年代から30年以上世界中95個所のホスピスをご自分の足で訪問されて、日本にその輪を広げてこられました。1989年に日本で唯一の独立型ホスピスのピースハウス病院を建てられ、1998年に聖路加国際病院に病棟を造られ、ご自身の教育研究所を通じて市民への普及に力を注いでこられました。そんな日野原先生がいつも言われる言葉があります。
「生かされているということは、時間が与えられているということです。ですから、生きているときに困難な状況にぶつかったら、“待つ時間”を持つ必要があります。この時、私たちには、“どのような姿勢で待つか”ということが問われるでしょう。私たちは、待つときには決してくじけることなく、折れることもなく、“耐えている”“忍んでいる”ことが重要です。いつまでも“未来への希望”を持ち続けることで、そのような“待つ姿勢”をとることができるのです」

私はこの本を翻訳して緩和ケアに10年余従事した後、この領域を離れました。それから10年が経ちましたが、先生が常々言われている、「医療のサイエンスとアートが両輪で進む全人的医療（ホリステイック）」は、すべての医療につながっていると日々痛感しているのです。本書の著者であるJ・F・ハンラティ博士も「ホスピスケアという言葉は、緩和ケアと同義であるけれど、ホスピスに特別なものではない。この本は、すべての患者のケアに当てはまる。そして病院でも、自宅でも、どこでも、同じケアができるはずである」と述べています。

博士の書かれた第１章は、20年経った今も普遍的な人間愛に満ちた名著と考えます。

今回かつて英国研修で私も講義を受けた共著者アイリーン・ヒギンソン博士に日本語版の出版をご許可いただきました。第２章は旧知の最も尊敬する友人・向山雄人先生に監修者となっていただきました。そして、恩師・日野原重明先生の教えがこの本のすべてに流れています。

朝日出版社・近藤氏は極めて正確な意見をくださいました。

これらの人々のおかげで出版から20年を経て、先駆者の高潔にして哲学があふれるバイブルに息を吹き込んでいただけたことに感謝します。

病に立ち向かう人々が“未来への希望”を持つことができますように祈って、この本を贈ります。

翻訳とともに、私が緩和ケアに携わっていたときの10人の患者さんとの思い出を付録として記させて頂きました。

還暦となった早春の午後。

追記

2017年７月18日　暁の頃、日野原重明先生は天に召されました。約10年前、この粗稿を読まれ喜んでくださいました。「愛をもって」「あるがままで」といつもおっしゃられました。

先生の永遠の魂に捧げます。

訳者、著者　市丸みどり

第２章監修　向山雄人

2017年の緩和医療の現状について

腫瘍内科をバックボーンとしたがん緩和ケア内科医である私は、ステージに関わらず患者と家族の苦痛を緩和するために、この本の著者のような多くの先達のご指導や、多くの職種の方と試行錯誤を続けてきて、今がある。今後我が国の医療に願うものは、がん医療の根底に緩和ケアが流れていなければならない、ということである。私はがん専門病院からがん在宅医療へ診療の場を移したが、闘病の場に関わらずこれからも同じ信条、技術、知識の普及に努めていきたい。そして、緩和ケアの未来が見えて来ている。

引用文献

第 1 章

1 Maguire, P. and Faulkner, A. (1988) Communicate with Cancer Patients:Handling uncertainty, collusion and denial. British Medical Journal, 297:272-4.

2 Stedeford, A. (1981) Couples Facing Death. British Medical Journal, 17: 283.

3 Neuberger, J. (1987) Caring for Dying People of Different Faiths. Lisa Sainsbury Foundation, London. Austen Cornish, London.

See also Further Reading, page 99.

第 2 章

1 Cartwright, A. (1991) Changes in life and care in the year before death 1969-1987. Journal of Public Health Medicine 13(2):81-7.

2 Kinzbrunner, B. (1990) Letters to the editor - The role of chemotherapy in the hospice patient. American Journal of Hospital Care, Jan/Feb:8-11.

3 Pagnoncelli, D., Bulcao Vianna, L. (1992) The use of chemotherapy in palliative care. Palliative Medicine 6:4:341-2.

4 Higginson, I. (1993) Clinical audit in palliative care. Radcliffe Medical Press, Oxford.

5 Dixon, P., Higginson, I., Chandler, S., Wade, A., McCarthy, M. (1989) Use of controlled release morphine sulphate tablets by a terminal care support team: a retrospective cohort study. In ed. Twycross, R. G., The Edinburgh Symposium on Pain and Medical Education. Royal Society of Medicine International Sym-posium Series (149), London, 23-34.

6 Twycross, R. G. (1989) Cancer pain a global perspective. In ed. Twycross, R. G. The Edinburgh Symposium on Pain and Medical Education. Royal Society of Medicine International Symposium Series (149), London; 3-16.

7 Hanks, G. and Justins, D. (1992) Cancer pain: management. Lancet; 339, 1031-6.

8 World Health Organization (1986) Cancer pain relief. Geneva: World Health Organization.

9 Regnard, C., Tempest, S. (1992) A guide to symptom relief in advanced cancer, (3rd edition). St Oswald's Hospice, Newcastle upon Tyne.

10 Hoskins, P. and Hanks, G. (1988) The management of symptoms in advanced cancer: experience in a hospital-based continuing care unit. Journal of the Royal

Society of Medicine; 81, 341-4.
11 Sewell, G. (1992) Pharmaceutical aspects of pain control. In ed. Stewart, B. J. Terminal care in the community: a guide for pharmacists. Radclif f e Medical Press Oxford, 50-62.
12 Kaiko, R. F., Healy, N., Pav, J., Thomas, G. B., Goldenheim, P. D. (1989) The comparative bioavailab' 'ty of MS Contin tablets (controlled release morphine) following rectal and oral administration. In ed. Twycross, R. G., The Edinburgh Symposium on Pain and Medical Education. Royal Society of Medicine International Symposium Series (149), London, 235-41.
13 Thompson, J., Regnard, C. (1992) Managing pain in advanced cancer - a flow diagram. Palliative Medicine; 6:4:329-35.
14 Johnson, I., Patterson, S. (1992) Drugs used in combination in the syringe driver - a survey of hospice practice. Palliative Medicine; 6:125-30.
15 Finch, M. (1992) Intraspinal drug delivery systems. International Cancer Nursing News; 4:4, 4-6.
16 Ripamonti, C., Bruera, E. (1992) Transdermal and inhalatory routes of opioid administration: the potential application in cancer pain. Palliative Medicine; 6:98-104.
17 Portenoy, R. K. (1993) Adjuvant analgesics in pain management. In eds. Doyle, D., Hanks, G. W. C., MacDonald, N., Oxford Textbook of Palliative Medicine, 187-203; 229-44.
18 Hanks, G. W., Portenoy, R. K., MacDonald, N., O'Neill, W. M. (1993) Difficult pain problems. In eds. Doyle, D., Hanks, G. W. C., MacDonald, N., Oxford Textbook of Palliative Medicine, 257-74.
19 Thompson, J. W. and Filshie. (1993) Transcutaneous electrical nerve stimulation (TENS) and acupuncture. In eds. Doyle, D., Hanks, G. W. C., MacDonald, N., Oxford Textbook of Palliative Medicine, 229-243.
20 Higginson, I., McCarthy, M. (1989) Measuring symptoms in terminal cancer: are pain and dyspnoea controlled? Journal of the Royal Society of Medicine; 82:1761-4.
21 Heyse-Moore, L., Ross, V., Mulles, M. (1991) How much of a problem is dyspnoea in advanced cancer? Palliative Medicine; 5:20-6.
22 Regnard, C., Ahmedzai, S. (1990) Dyspnoea in advanced cancer - a flow diagram. Palliative Medicine; 4(4):311-15.
23 Regnard, C., Ahmedzai, S. (1991), Dyspnoea in advanced nonmalignant disease - a flow diagram. Palliative Medicine; 5:56-60.
24 Heyse-Moore, L. (1993) Respiratory symptoms. In eds. Saunders, C. and Sykes, N.

The management of terminal malignant disease, (3rd edition). Edward Arnold, London; 76-93.

26 Ahmedzai, S. (1993) Palliation of respiratory symptoms. In eds. Doyle, D., Hanks, G. W. C., MacDonald, N. Oxford Textbook of Palliative Medicine, 349-78.

26 Regnard, C., Comiskey, M. (1992) Nausea and vomiting in advanced cancer - a flow diagram. Palliative Medicine; 6:2:146-S 1.

27 Baines, M. and Sykes, N. (1993) Gastrointestinal symptoms. In eds. Saunders, C. and Sykes, N. The management of terminal malignant disease, (3rd edition). Edward Arnold, London, 63-76.

28 Sykes, N. P. (1991) A clinical comparison of laxatives in a hospice. Palliative Medicine; 5:307-14.

29 Twycross, R. G. (1993) Dysphagia, dyspepsia, hiccup. In eds. Doyle, D., Hanks, G. W. C., MacDonald, N. Oxford Textbook of Palliative Medicine: 291-9.

30 Twycross, R. G., Lack, S. A. (1986) Control of alimenary symptoms in far advanced cancer. Churchill Livingstone, Edinburgh.

31 Drug and Therapeutics Bulletin (1990). Intractable hiccup: baclofen and nife- dipine are worth trying. Drug and Therapeutics Bulletin; 28: 36.

32 Hoy, A. Other symptom challenges. In eds. Saunders, C. and Sykes, N. The management of terminal malignant disease, (3rd edition). Edward Arnold, London: 160-8.

33 Dunlop, R. (1993) Metabolic symptoms. In eds. Saunders, C. and Sykes, N., The management of terminal malignant disease, (3rd edition). Edward Arnold, London, 94-101.

34 Brennan M. F., Total parenteral nutrition in the cancer patient, New England Journal of Medicine, 305:373-5.

35 DeWys, W. D., Begg, D., Lavin, P. T. (1980) Prognosis effect of weight loss prior to chemotherapy in cancer patients. American Journal of Medicine; 69: 491-9.

36 Tisdale, M. J. (1991) Cancer cachexia. British Journal of Cancer; 63:337-42.

37 Shaw, C. (1992) Nutritional aspects of advanced cancer. Palliative Medicine; 6:105-10.

38 Bruera, E., MacDonald, R. N. (1988) Nutrition in cancer patients: an update and review of our experience. Journal of Pain and Symptom Management; 3: 133-40.

39 Bruera, E., Fainsinger R. L., (1993) Clinical Management of cachexia and anorexia. In eds. Doyle, D., Hanks, G. W. C., MacDonald, N., Oxford Textbook of Palliative Medicine; 330-337.

40 Goldstone, L A. and Goldstone, J. (1982) The Norton Score: an early warning of

pressure sores. Journal of Advanced Nursing; 7: 419-26.

41 Lethem, W. (1993) Mouth and skin problems. In eds. Saunders, C. and Sykes, N. The management of terminal malignant disease, (3rd edition). Edward Arnold, London, 139-48.

42 Ventafridda, V., Ripamonti, C., Sbanotto, A., De Conno, F. (1993) Mouthcare. In eds. Doyle, D., Hanks, G. W. C., MacDonald, N., Oxford Textbook of Palliative Medicine: 434-47.

43 Finlay, I. G. (1986) Oral symptoms and candida in the terminally ill. British Medical Journal; 293: 592-3.

44 De Gregorio, M. W. et al. (1984) Fungal infections in patients with acute leukaemia. American Journal of Medicine; 73:543-8.

45 British Medical Association and Royal Pharmaceutical Society of Great Britain (1993), British National Formulary (Number 25). British Medical Association and Royal Pharmaceutical Society of Great Britain, London.

46 Regnard, C., Mannix, K. (1992) Weakness and fatigue in advanced cancer - a flow diagram. Palliative Medicine; 6:253-6.

47 Bruera, E., MacMillan, K., Hanson, J., Kuehn, N., MacDonald, R. N. (1990) A controlled trial of megestrol acetate pm appetite, caloric intake, nutritional status and other symptoms in patients with advanced cancer. Cancer; 66: 1279-82.

48 O'Gorman, B. (1993) Physiotherapy in Palliative Medicine. In eds. Saunders, C. and Sykes, N. The management of terminal malignant disease, (3rd edition). Edward Arnold, London: 168-73.

49 Badger, C., Twycross, R. (1988) Management of Lymphoedema. Sir Michael Sobell House, Churchill Hospital, Oxford.

50 Regnard, C., Badger, C., Mortimer, P. (1988) Lymphoedema -advice on treat- ment, BLIG, Beaconsfield.

51 Mortimer P. S., Badger, C., Hall, J. G., (1993) Lymphoedema. In eds. Doyle, D., Hanks, G. W. C., MacDonald, N. Oxford Textbook of Palliative Medicine, 407-415.

52 Bruera, E., Legris, M. A., Kuehn, N., Miller, M. J. (1990) Hypodermoclysis for the administration of fluids and narcotic analgesics in patients with advanced cancer. Journal of Pain and Symptom Management; 5:218-20.

53 Printz, L (1989) Withholding hydration in the terminally ill: is it valid? Geriatric Medicine; 19(4):81-4.

54 Antonowich, R. A. (1989) Dehydration and the terminally ill. American Journal of Palliative Care; Sep/Oct:48.

55 Regnard, C., Makin, W. (1992) Management of bleeding in advanced cancer- a flow

diagram. Palliative Medicine; 6:1:74-8.

第3章

1 Sims R. and Moss V.g (1991)
Terminal care for people with AIDS.Edward
Arnold,London.
SeealsoFurtherReading,page99.

第4章　参考文献

Metther, F. A. (1980) Life and Death. Bull, N. Y. acad med Vol 56 no. 6 p513-537.
Shakespeare, Henry VII 3 Death of Falstaff.
Hippocrates - Prognostics, Aphorisms.
See also Further Reading, page 99.
H. M. Inspector of Anatomy Department of Health 158-176 Great Portland
Street London WIN 5TB.

参考文献

British Medical Association (1992) Statement on advance directives. BMA, London.

Cassidy, Sheila, (1988) Sharing the darkness - the spirituality of caring. Darton, Longman and Todd, London.

Eisenhower, J. (1982) Poetry within hospice. St Joseph's Hospice, London.

Ellis, B. (1981) The long road back. Mayhew - The Crimmon.

Frampton, D. (1986) Art in hospices. British Medical Journal. 293:1593-5.

Griffin, J. (1991) Dying with dignity. Office of Health Economics, London.

Hanratty, J. F. (1992) Implications of legalized euthanasia. St Joseph's Hospice, London.

Jones, R. V. H., et al. (1993) Death from Cancer at Home: the carer's perspective. British Medical journal. 306: 249-51.

Kubler-Ross, E. (1970) On death and dying. Tavistock Publications, London.

O'Connor, Father Tom, Pastoral care for the dying. St Joseph's Hospice, London.

Parkes, C. M. (1985) Terminal care: home, hospital or hospice? Lancet. 155-7.

Parkes, C. M. (1986) Bereavement: studies of grief in adult life. Penguin, London.

Penson, Jenny, (1990) Bereavement - a guide for nurses. Harper and Row, London.

Pincus, Lily, (1975) Death in the family: the importance of mourning. Faber and Faber,London.

Report of Health Services Working Group (1990) Hospice care in definitions and qualifications. Help the Hospices, London.

Robbins, J., (ed.) (1989) Care for the dying patient in the family. Harper and Row, London.

Saunders, C. (1992) Catholic Medical Quarterly. 3:9-13.

Saunders, C. (1984) Management of terminal disease. Edward Arnold, London.

Stedeford, A. (1984) Facing death: patients, families and professionals. Heinemann, Oxford.

World Health Organization (1990) Expert committee report, series 804.
WHO, Geneva.

Wilkinson, J. (1990) Ethics of euthanasia. Palliative Care. 4 81-6.

付録

付録１：終末期のコルチコステロイドの適応

◆鎮痛補助薬

1 頭蓋内圧の亢進

2 神経圧迫や神経原性痛み

3 頭部や頚部の腫瘍、骨盤内腫瘍、腹部か後腹膜腔の腫瘍

4 肝腫大

5 骨の腫瘍

6 リンパ浮腫

◆呼吸器症状

1 気道の閉塞

2 上大静脈閉塞

3 咳

4 喀血

◆胃腸症状

1 腸閉塞

2 悪心嘔吐

3 直腸腫瘍からの浸出液（座薬で）

4 食欲不振と羸痩

◆神経学的症状

1 脊髄圧迫（祷期の麻痺三を考える）

2 頭蓋内圧亢進

3 がん性神経筋症

◆その他

1 うまくいく感覚を強める

2 強さをあらわす

3 白赤芽球症

4 腫瘍による尿管尿道閉塞の減少

5 放射線療法と化学療法の毒性を小さくする

6 アレルギー反応
7 発熱を下げる

付録2：経口オピオイドの効力対比（24時間分量）

オピオイド	経口モルヒネを1としたときの換算値
ペンタゾシン	0.06
コデイン	0.08
ジヒドロコデイン	0.1
ペチジン	0.125
デキストプロポキシフェン◇	0.16
ヂピパノン◇（デニナール◇）	0.5
モルヒネ（経口）	1
除放性モルヒネ	1
ジアモルフィン◇（経口）	1
メタドン	1
デキズトモラノイド◇	2
フェナナゾシン◇	5
レボファノール◇	5
ハイドロモルフォン◇（経口）	7.5
ブプレノルフィン	50
ハイドロモルフォン◇（非経口）	15
モルヒネ（非経口）	2
ジアモルフィン◇（非経口）	3
フェンタニル（経皮貼付）◇	不詳

オピオイドの名称中、日本にないものは◇印をつけました。

付録3

身体所見

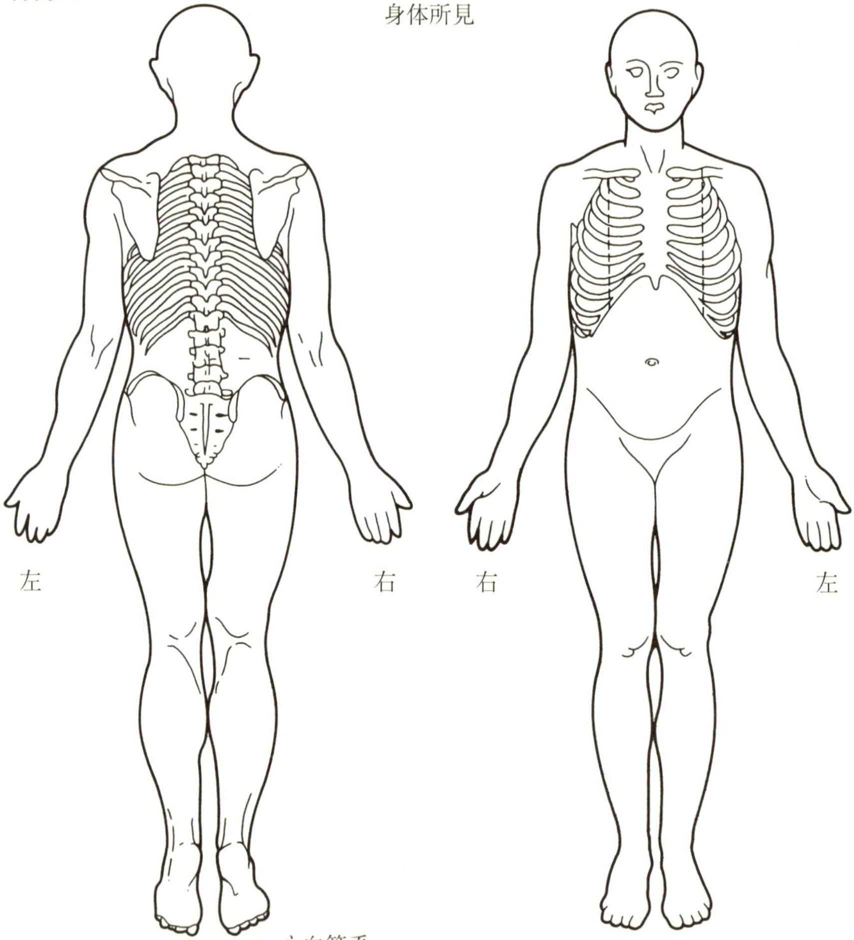

栄養
水分
舌
浮腫
リンパ浮腫

裂孔
褥瘡
尿蛋白
尿糖
麻痺

心血管系

呼吸器系

腹部

中枢神経系

骨格筋

血圧

脈拍

呼吸数

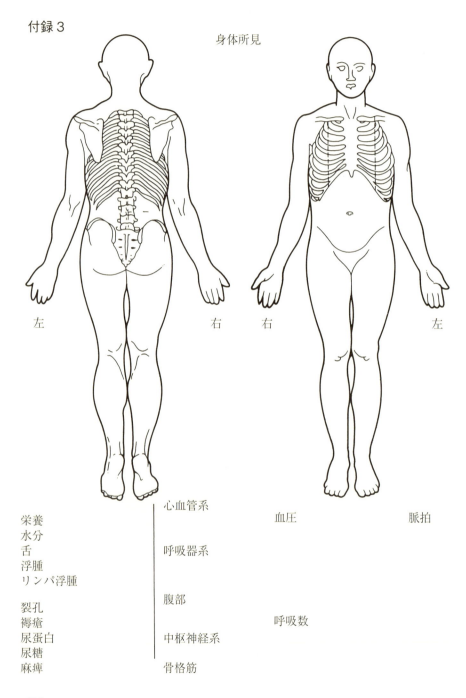

疼痛チャート

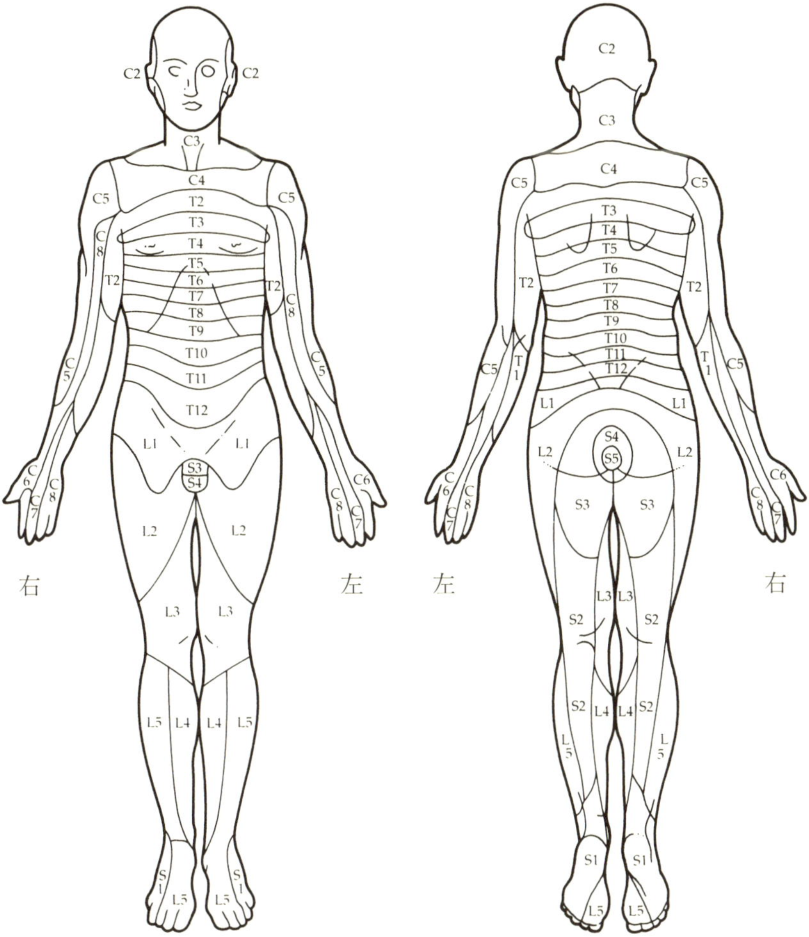

程度（軽い(1)－(4)重い）　　　　原因

痛み A

痛み B

痛み C

問題　　　　治療

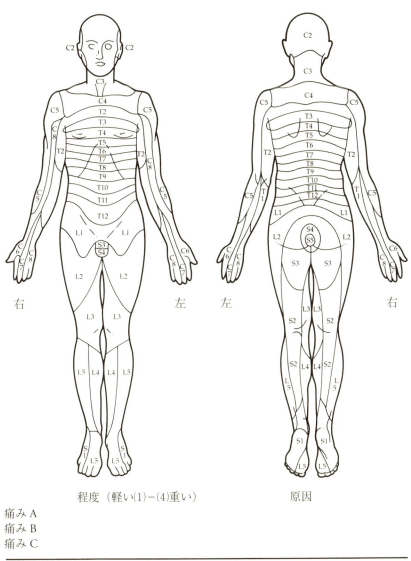

訳者経歴

市丸みどり（いちまる みどり）

1980年　金沢医大卒業

1980年　九州大学生体防御医学研究所生気候内科　医員

1988年　ハーバード大学ベスイスラエル病院呼吸器内科　臨床研修医員

1991年　独協医大神経内科助手

1996年　独立型ホスピスピースハウス病院　常勤医

1997年～2009年まで聖路加国際病院　副医長管理医長
緩和ケア科　人間ドック（宿泊ドック）科

2004年　京都大学大学院医学研究科、社会健康医学卒業　MPH（Master of Public Health）

2009年　東京女子医大東センター内科　非常勤講師

2015年　BOOCS ホリステイッククリニック東京　院長

学会

日本内科学会（認定内科医）

日本総合健診学会（ドック健診専門医、指導医）

日本心身医学会　日本認知症学会

厚生労働省臨床研修指導医

監修者略歴

向山雄人（むかいやま たけと）

1981年３月　東海大学医学部卒業

1981年６月　東京都立駒込病院　内科系初期研修医

1983年６月　財団法人　癌研究会附属病院　化学療法科研修医

1984年11月　米国マサチューセッツ工科大学（MIT）　がん研究センター研究員

1985年11月　財団法人　癌研究会附属病院　化学療法科医員・癌化学療法センター臨床部医員

1990年４月　財団法人　癌研究会附属病院　化学療法科医長・癌化学療法センター臨床部医長、癌研緩和医療研究会　初代世話人

1993年４月　東海大学医学部内科学教室講師・細胞移植医療センター室長

ピースハウスホスピス非常勤医兼務
1995年4月　東京都立駒込病院　化学療法科医長・緩和医療担当医長
1999年7月　東京都立豊島病院　緩和ケア科・腫瘍内科医長
2005年3月　公益財団法人　がん研究会有明病院　緩和治療科部長・緩和ケアセンター長
2015年4月　医療法人社団　三育会　新宿ヒロクリニック　在宅緩和ケアセンター長
2016年8月　医療法人社団　三育会　東京がんサポーティブケアクリニック院長

〈資格・役職など〉

1. 日本緩和医療学会暫定指導医
2. 日本がん治療認定機構暫定教育医
3. 日本緩和医療学会「がん診療に携わる医師に対する緩和ケア研修会」学会推薦指導者
4. 東海大学医学部　客員教授

〈専門〉

1. がん緩和医療学
2. 腫瘍内科学

終末期医療の緩和ケア

全医療人必読　英国『幻のホスピスバイブル』完全復刻版

SECOND EDITION

2018年2月27日　初版発行
2018年4月10日　初版第2刷発行

著　者　ジェイムス・F・ハンラティ＆
　　　　アイリーン・ヒギンソン

訳　者　市丸みどり

監　修　向山　雄人

発行者　原　　雅久

発行所　株式会社 朝日出版社
　　　　〒101-0065 東京都千代田区西神田3-3-5
　　　　TEL (03)3263-3321（代表）FAX (03)5226-9599
　　　　http://www.asahipress.com

印刷所　日経印刷株式会社

乱丁、落丁本はお取り替えいたします

ISBN978-4-255-01043-4　C0047